保健スタッフのための

ソーシャル・マーケティングの基礎

松本千明 著

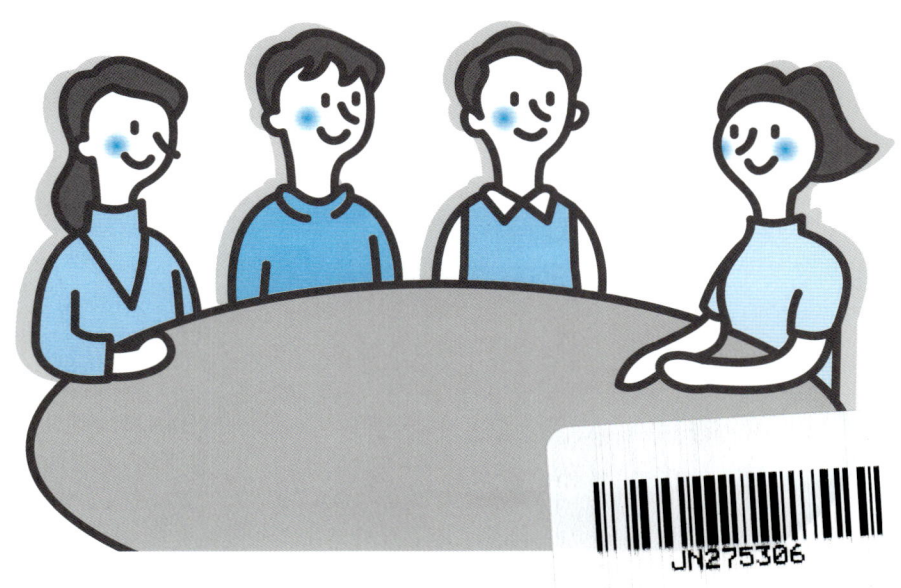

医歯薬出版株式会社

This book was originally published in Japanese
under the title of :

HOKEN SUTAFFU-NO TAMENO SŌSHARU · MĀKETTINGU-NO KISO
(The Basics of Social Marketing for Health Care Staff)

MATSUMOTO, Chiaki

© 2004 1st ed.

ISHIYAKU PUBLISHERS, INC.
  7-10, Honkomagome 1 chome, Bunkyo-ku,
  Tokyo 113-8612, Japan

はじめに

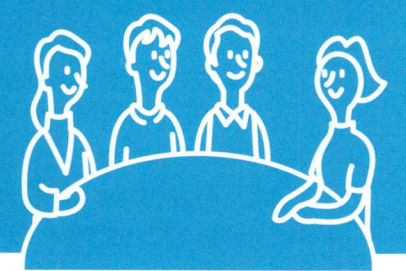

　地域保健，産業保健，学校保健などの保健分野の健康教育プログラムでは，保健スタッフの方々が勧める健康によいとされる行動を対象者に採用してもらう必要があります．

　保健分野のソーシャル・マーケティングとは，この「勧める行動を採用してもらう」ということを，「勧める製品を購入してもらう」ということになぞらえて，商業分野のマーケティングの考え方や技術を健康教育プログラムに応用することをいいます．

　ソーシャル・マーケティングという言葉が作られ，アメリカをはじめ，各国の健康教育プログラムに応用されるようになって既に30年以上が経ちます．近年，日本でも保健分野へのソーシャル・マーケティングの本格的な導入が期待されていますが，ソーシャル・マーケティングというものを理解し，保健の現場に応用することで，健康教育プログラムの「計画－実施－評価」のプロセスをより効果的，効率的に行える可能性が広がると考えます．

　しかし，マーケティングの考え方や技術といっても，保健スタッフの方々には馴染みが薄い部分もあるのではないでしょうか．

　そこで本書では，保健スタッフのためのソーシャル・マーケティングの入門書として，まずマーケティングの考え方や技術をしっかりと理解して頂き，それらの健康教育プログラムへの応用について，順を追って無理なく学べるように致しました．また，記述もできるだけ分かりやすくしております．

　本書により，保健スタッフの方々がソーシャル・マーケティングというものを理解し，現場に応用して頂くきっかけになればと願っております．

　最後に，執筆にあたり貴重なご助言を頂いた方々と，医歯薬出版株式会社編集部の担当者各位に厚く御礼申し上げます．

2004年2月
松本　千明

本書をお読み頂くにあたって

本書の全体的な流れを把握して頂くために，以下に各章の概要を述べます．

第1章　ソーシャル・マーケティングとは
　まず，ソーシャル・マーケティングの定義を示してから，マーケティングの基本的な考え方や技術について，身近な例を通して学んで頂きます．その後，マーケティングの考え方がどのように健康教育プログラムに応用可能なのかを示し，保健分野でのソーシャル・マーケティングの歴史についても触れています．

第2章　ソーシャル・マーケティングの特徴と手順
　ソーシャル・マーケティングの基本的な特徴を説明した後に，実際にどのような手順に則ってソーシャル・マーケティングを行ったらよいかについて，そのプロセスを示してあります．

第3章　健康教育プログラムの計画
　健康教育プログラムの計画にあたり，フォーカス・グループや対象者の細分化，マーケティング・ミックスの策定などのマーケティングの考え方や技術が，どう応用できるかを具体的に説明してあります．また，健康に関する行動変容の代表的な理論についても示してあります．

第4章　健康教育プログラムの実施と評価
　健康教育プログラムの実施にあたり，マーケティングの手順としての事前テストとモニタリングについて触れ，一般的なプログラムの評価法についても簡潔に示してあります．

コラム　保健分野のソーシャル・マーケティングに関連する話題について説明してあります．

付録1　ソーシャル・マーケティングの応用例
　アメリカの大学生を対象にした健康教育プログラムに，マーケティングの考え方と技術を応用した研究例を示してあります

付録2　さらに詳しく学びたい方のために
　ソーシャル・マーケティングに関連した参考図書とホームページについて紹介してあります．

付録3 知識チェック問題

本書で学んで頂いた重要項目について，知識の確認を助けるための問題と回答を載せてあります．

あと，ご留意頂きたい点として，用語の和訳について以下に記します．本書で参考にした英語のソーシャル・マーケティングの本には，「customer（顧客）」,「consumer（消費者）」,「audience（聴衆，視聴者）」という表現が出てきます．本書でも「customer（顧客）」と「consumer（消費者）」については，そのままの日本語訳を使用している箇所もありますが，便宜上，原則としてこれらの用語は一括して「対象者」と意訳しました．

もくじ

第1章 ソーシャル・マーケティングとは　1
1. ソーシャル・マーケティングとは　1
2. マーケティングとは　3
3. 保健分野へのマーケティングの応用　12
4. 保健分野でのソーシャル・マーケティングの歴史　13

第2章 ソーシャル・マーケティングの特徴と手順　20
1. ソーシャル・マーケティングの特徴　20
2. ソーシャル・マーケティングの手順（プロセス）　23

第3章 健康教育プログラムの計画　27

3-1 形成的研究（フォーマティブ・リサーチ：formative research）　27
1. 対象者を知ること　27
2. フォーカス・グループ　29
3. 健康行動理論について　30
　　健康信念モデル（ヘルス・ビリーフ・モデル）31／
　　自己効力感（セルフ・エフィカシー）32／変化のステージモデル　33／
　　計画的行動理論　34／ストレスとコーピング　35／
　　ソーシャルサポート（社会的支援）36／コントロール所在　36

3-2 目的と目標の設定　37

3-3 対象者の細分化　38
1. 対象者の細分化とは　38
2. 対象者の細分化の実際　39
3. 資源の配分と戦略の分化について　40

3-4 マーケティング・ミックスの策定　41

第4章 健康教育プログラムの実施と評価　51

4-1 プログラムの実施　51
1. 事前テスト　51
2. モニタリング　51

4-2 プログラムの評価　52
1. プログラムのプロセス評価　52
2. プログラムの影響評価（インパクト評価）と結果評価（アウトカム評価）　52
3. プログラムの効率の評価　53

コラム	イノベーションの普及　**55**
	4つのP　**56**
	Fear appeals（恐れのアピール）　**57**

付録1	ソーシャル・マーケティングの応用例　**58**
付録2	さらに詳しく学びたい方のために　**61**
付録3	知識チェック問題　**65**

装丁・本文デザイン／小川さゆり

第1章
ソーシャル・マーケティングとは
SOCIAL MARKETING

1. ソーシャル・マーケティングとは

　ソーシャル・マーケティングとはいったい何でしょうか．ソーシャル・マーケティングの"ソーシャル"とは，「ソーシャルワーク」や「ソーシャルサポート」で皆さんにもおなじみの，"社会的な"という意味の英語です．そうすると，ソーシャル・マーケティングは"社会的マーケティング"のことと言えそうですが，それだけではよく分かりません．そこでまず，ソーシャル・マーケティングの定義について見てみたいと思います．

　ソーシャル・マーケティングは人によってさまざまに定義されていますが[1〜5]，代表的なものの一つとしてAndreasenの定義を以下に示します．

> ソーシャル・マーケティングとは，ターゲットとなる対象者と社会の福祉の向上を目的として，彼らの自発的な行動に影響を及ぼすために作られたプログラムの分析，計画，実施，評価に商業分野のマーケティング技術を応用することである[3]

　これだけでは何となくピンとこない方もいると思いますので，しっかりと理解して頂くために，この定義をソーシャル・マーケティングの「目的」，「目的達成のために必要なこと」，「実際の仕事」の3つに分けて整理すると以下のようになります．

ソーシャル・マーケティング

「目的」：対象者と社会の福祉の向上
「目的達成のために必要なこと」：対象者の行動が自発的に変わること
「実際の仕事」：ターゲットとなる対象者の行動に影響を及ぼすために作られたプログラムの分析，計画，実施，評価に商業分野のマーケティング技術を応用すること

次に，ソーシャル・マーケティングというものをより身近に感じて頂くために，保健の現場で皆さんが関わる健康教育プログラムに目を移したいと思います．健康教育プログラムの「目的」，「目的達成のために必要なこと」，「実際の仕事」というものを，ソーシャル・マーケティングと比較して表にすると次のように表すことができます．

	ソーシャル・マーケティング	健康教育プログラム
目　的	対象者と社会の福祉の向上	対象者と社会の福祉の向上
目的達成のために必要なこと	対象者の行動が自発的に変わること	対象者の行動が自発的に変わること
実際の仕事	プログラムの計画，実施，評価に商業分野のマーケティング技術を応用する	プログラムの計画，実施，評価

　健康教育プログラムの究極の目的は「対象者と社会の福祉の向上」とも言えるでしょうし，その目的を達成するためには，働きかけの結果，「対象者の行動が（健康によい方向に）自発的に変わること」が必要で，健康教育プログラムではその「計画，実施，評価」を行うことになります．
　そうすると，上の表からも分かるとおり，ソーシャル・マーケティングと健康教育プログラムの「目的」，「目的達成のために必要なこと」，「実際の仕事」はほとんど共通していることになります．ただ一つ違うところは，ソーシャル・マーケティングでは，「実際の仕事」の中に"商業分野のマーケティング技術を応用する"という点です．

　以上から，「保健分野でのソーシャル・マーケティング[*]」とは，「対象者の行動が健康によい方向に自発的に変わるように，商業分野のマーケティング技術を応用して，健康教育プログラムを計画，実施，評価することである」と言うことができます．

　問題はこの"商業分野のマーケティング技術"です．ソーシャル・マーケティングというものを理解して保健の現場に応用するためには，このマーケティング技術を理解することがどうしても必要になります．マーケティングの技術というものは，マーケティングの理論や原理に基づいて生まれてきたものですから，マーケティング技術を理解するためには，マーケティングそのものについてもしっかりと理解することが大切です[6]．
　しかし，保健スタッフの皆さんには，「マーケティングの技術」と言われてもピンとこない方が少なくないのではないでしょうか．そこで次に，マーケティングとは何なのか，なぜそれがソーシャル・マーケティングとして健康教育プログラムの計画，実施，評価に応用可能なのかについて説明していきたいと思います．

[*]「保健分野でのソーシャル・マーケティング」と表現したのは，マーケティング技術

の応用というものが保健分野に限ったものではないためです．保健分野以外でも，対象者と社会の福祉の向上を目的として，対象者の行動変容を目指したプログラムの計画，実施，評価に商業分野のマーケティング技術を応用した場合，それはソーシャル・マーケティングと呼べることになります．それらのプログラムの例として，家庭から出るゴミの削減，家庭での電力消費の節約，飲酒運転の防止，シートベルトの使用，社会的目的のために寄付や募金を募るキャンペーンなどが挙げられます．

2. マーケティングとは

そもそもマーケティングとは何でしょうか．マーケティングという言葉を聞くと次のようなことを思い浮かべる方もいるかもしれません．

> マーケティングというと，新しい商品を開発するために，10代の若者の間で今どんなものが流行しているのかとか，どんなものに興味があるのかなどを調査することではないか

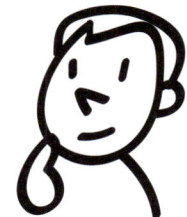

この想像は，マーケティングというものを市場調査としてとらえています．市場調査もマーケティングのプロセスには含まれますが，マーケティングそのものではありません．

もともと，マーケティングという言葉はアメリカで生まれ，19世紀後半から使われ始めたと言われています．英語の"マーケット"（「市場」の意）に現在進行形の「ing」が付いたものですから，「市場で商品を売るための活動」というような意味でとらえられてきました[7]．

前置きが長くなりましたが，アメリカマーケティング学会ではマーケティングを次のように定義しています．

> 『マーケティングとは，個人と組織の目標を満足させる交換を創造するために，アイデア，財，サービスの概念形成，価格，プロモーション，流通を計画・実行する過程である[8]
> （なお，財とは，"人間のニーズ・欲求を満足させる物的手段のこと"[9]をいいます．）』

これも何となく難しく聞こえるかもしれませんが，この定義から分かるように，マーケティングとは，アイデアや財，サービスなどを作り上げて，交換を通してそれらを購入（または採用）してもらうために，価格，宣伝，流通などを計画して実行する全体的

なプロセスであるということができます．

　この定義に沿ってマーケティングというものをしっかりと理解してもらうために，以下に例を挙げて説明していきたいと思います．

　ある大手のコンビニチェーンで弁当の新製品開発プロジェクトが発足し，あなたは新製品の開発から販売までのすべてのプロセスにおける統括マネージャーに任命されました．プロジェクトチームではまず手始めに，消費者がどんな弁当を望んでいるかを調べるためにコンビニでアンケート調査を行ったり，何人かの消費者に集まってもらってグループインタビューをしました．得られた情報を分析した結果，若い人を中心に"ピリ辛"味の弁当を望む声が多いことが分かりました．そこでターゲットを若い人に絞り，苦労の末，消費者のニーズに応える"ピリ辛"味の弁当の試作品ができ上がりました．他に，弁当のパッケージやネーミング，キャッチフレーズやポスター，テレビCMなども若い人向けに作られました．そこで何人かの若者に集まってもらって，実際に弁当を食べてもらい，その味と共に，弁当のパッケージやネーミングなども本当に若い人に訴えるものになっているのかについてグループインタビューを行い，その結果に基づいて若干の改良が施された後で，系列の全国のコンビニに並ぶこととなりました．

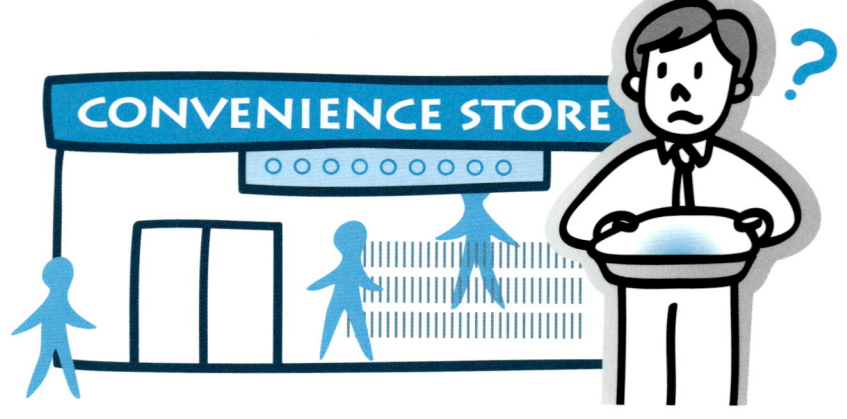

　さて，今日は日曜日です．Ａさんは昼食を外食かコンビニの弁当で済まそうと考えていました．どちらにするか迷いましたが，今日はコンビニで弁当を買うことにしました．Ａさんはあなたが勤める系列のコンビニチェーン店に入り，店に貼られていたあなたの弁当のポスターを見て興味を示し，その中身，ボリューム，価格などをチェックした結果，その弁当を選び，レジで代金を払い，家に戻ってきました．家で弁当を食べてＡさんはとても満足し，今度も買おうと決めました．

　マーケティングというものを身近に感じて頂くために，非常に大ざっぱな例を挙げましたが，ここで先のアメリカマーケティング学会のマーケティングの定義を思い出して頂きたいと思います．

> マーケティングとは，個人と組織の目標を満足させる交換を創造するために，アイデア，財，サービスの概念形成，価格，プロモーション，流通を計画・実行する過程である[8]

　この定義に沿って上の例を考えると以下のようにまとめることができます．

「目標」：コンビニチェーンとしては，新しい弁当を販売して利益を得ること．Aさんとしては，手ごろな値段のおいしい弁当で空腹を満たすということ．

「交換」：コンビニチェーンとしては弁当と交換にAさんから代金をもらったこと．Aさんとしては，代金を払って引き換えに弁当を手に入れたということ．

「アイデア，財，サービスの概念形成，価格，プロモーション，流通の計画・実行」：コンビニチェーンが，弁当(財に相当)を開発し，その価格を決めてプロモーション(ポスターなど)，流通(全国のコンビニで販売)を計画して実施したこと．

　ところで，マーケティングにはいくつかの重要な考え方があります．その中で，保健分野のソーシャル・マーケティングにおいて大切だと思われるものについて，以下に説明していきたいと思います．

製品（プロダクト）

　製品とは，ニーズや欲求を満足させるすべてのもののことをいいます[10]．これは具体的な物だけに限定されず[10]，サービスや情報，アイデアなども含まれます[11]．

　先の例で言えば，空腹感を満たすことのできる弁当が製品にあたります．形のあるなしに関わらず，人のニーズや欲求を満たすことのできるものは，すべて「製品」と呼ぶということです．

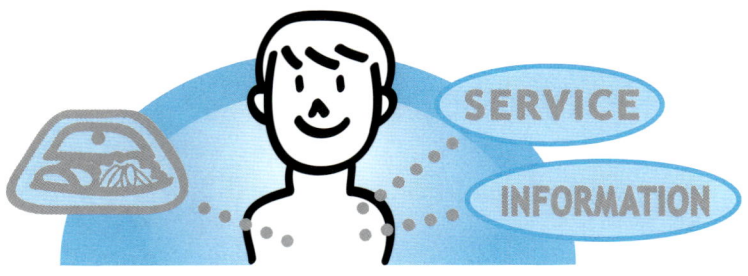

交換

　交換とは，何かを提供する代わりに欲しいものを人から獲得することをいいます[10]．この交換ということがマーケティングの本質であり[12]，マーケティングとは，"価値ある何かと別の価値ある何かを交換するプロセスである"[12] とも言われています．

　先の例で言えば，Aさんは代金を支払うことと交換に欲しい弁当を手に入れたということになりますし，コンビニチェーンとしては，

弁当を差し出すことと交換に代金を手に入れたということになります．これを図にすると次のようになります．

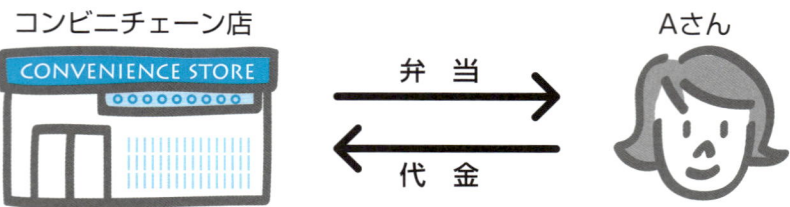

交換の考え方は，何かを手に入れるためには何かを差し出さなくてはいけないという基本的な原則を示しています．

顧客志向

企業が，自社製品を消費者に購入してもらうためにはどうしたらよいのでしょうか．それには，消費者のニーズを的確に把握して，それを満足させることができる製品を提供することが必要になります[13]．ここから，マーケティングでは常に消費者の視点に立って考える"顧客志向"ということが大切になってきます．

先の例で言えば，新しい弁当の開発にあたって，アンケート調査やグループインタビューによって消費者がどんな弁当を望んでいるのかというニーズを調べ，それを満足させることができる製品を作るように努力したことや，弁当のパッケージやネーミング，キャッチフレーズやポスターなどについても消費者の意見を取り入れたことが，"顧客志向"を示しています．

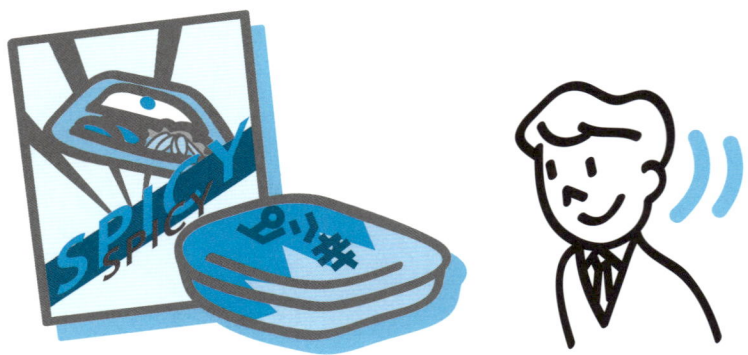

フォーカス・グループ

フォーカス・グループとは，ターゲットとなる消費者のニーズや欲求の把握，行動パターンや製品に対するフィードバックなどを得るために行われるグループインタビューのことをいいます．ある項目について共通の特徴を持つ何人かの人に集まってもらい，司会者のもと，上に挙げた項目について調べるためにグループで話し合ってもらいます．「お客様の生の声」を聞くことで，新たな製品開発

や製品の改良のための重要な情報が得られることになります．

　先の例で言えば，製品開発の段階で，消費者の弁当に対するニーズの把握や，弁当のパッケージやネーミング，キャッチフレーズやポスターなどをどのようなものにしたらよいかについてグループインタビューが行われました．

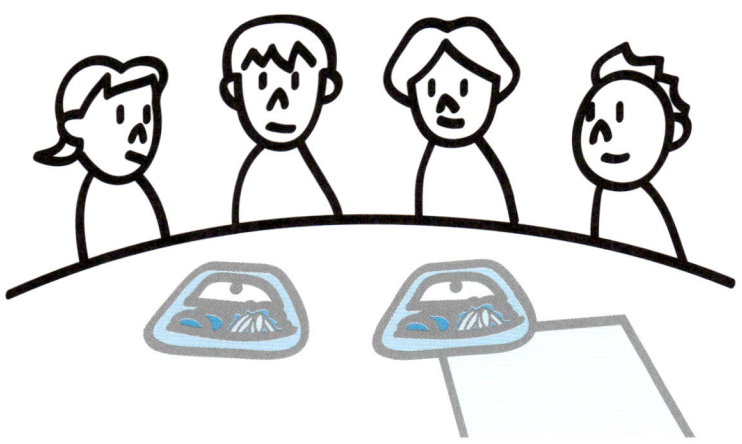

競　争

　ある製品を消費者に購入してもらいたいと思うときには，ほとんどの場合競争相手がいるものです．例えば典型的な競争相手としては，他の企業が販売している類似製品が挙げられます．マーケティングを考える際には，常にこの競争ということを意識する必要があります．この競争相手に対して優位な立場に立って初めて，製品を購入してもらえることになるからです．

　先の例で言えば，あなたのコンビニ弁当には，近くのファミリーレストランやラーメン店などの商品が競争相手になるわけです（ただし先の例では，あなたのコンビニチェーンの他の弁当も競争相手になりますが）．自社の製品を購入してもらうためには，競争相手よりも消費者のニーズを効果的，効率的に満足させることができなくてはなりません[10]．

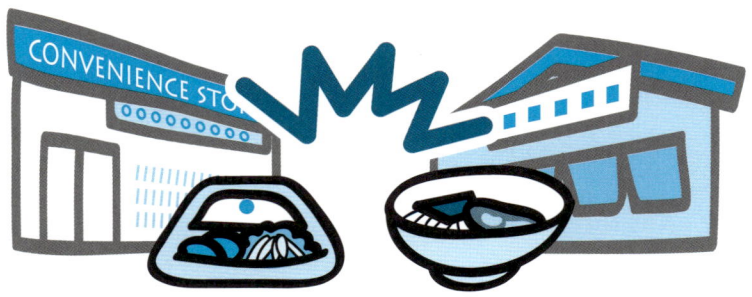

ポジショニング

製品のポジションとは，その製品が消費者の心の中でどのようなものとしてとらえられているのか，あるいは，その製品が他の競争する製品と比べて消費者の心の中で占める位置のことをいいます[14]．そしてポジショニングとは，消費者の心の中で，自社製品が望むポジションを得られるように計画をして働きかけることや[14]，自社製品が競争する他社製品と比べて，消費者に対してより訴えるものになるように自社製品の利点を示すことをいいます[15]．

先の例で言えば，あなたの新しい弁当は，"若者向けのピリ辛弁当"として，また，他の弁当や近くのファミリーレストランのメニュー，ラーメン店のラーメンよりもよいものとして，Ａさんの心の中で位置づけられていたということになります．消費者の心の中で自社製品が競合製品よりもよいポジションを得られるように，企業はいろいろな戦略を立てることになります．

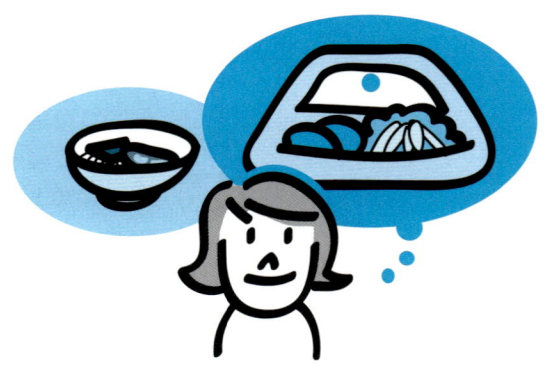

マーケティング・ミックス

マーケティング・ミックスとは，企業がマーケティングの目的を達成するために使うマーケティングの道具（ツール）の組み合わせのことをいいます[11]．これはマーケティングの"4つのP"とも言われ[16]，以下のものを指します．

プロダクト（Product）：製品
プライス（Price）：価格，代償，コスト
プレイス（Place）：場所，流通
プロモーション（Promotion）：宣伝，販売促進

製品がよく売れるためには，よい製品（プロダクト）を適正な価格（プライス）で，よく流通（プレイス）させて，適切な宣伝（プロモーション）をする必要があります[1]．つまり，"4つのP"をうまく組み合わせなくてはいけないということです．"4つのP"の1つのPだけがよくても製品は必ずしも売れません．このことは次のように説明することができます．

プロダクト（製品）だけがよい場合：

 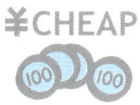 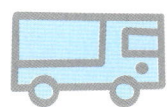 

　価格が非常に高かったり，製品があまり流通していなかったり，宣伝がうまくされなかったりする場合は，売れ行きはあまり期待できないと思われます．

プライス（価格）だけが安い場合：

 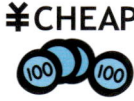 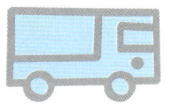 

　製品の質が悪かったり，製品があまり流通していなかったり，宣伝がうまくされなかったりする場合は，売れ行きはあまり期待できないと思われます．

プレイス（流通）だけがよくされている場合：

 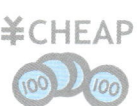 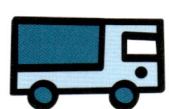 

　製品の質が悪かったり，価格が非常に高かったり，宣伝がうまくされなかったりする場合は，売れ行きはあまり期待できないと思われます．

プロモーション（宣伝）だけが盛んに行われる場合：

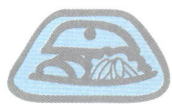 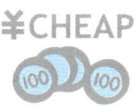 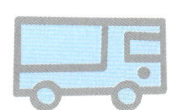 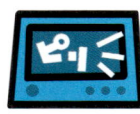

　製品の質が悪かったり，価格が非常に高かったり，製品があまり流通していなかったりする場合は，売れ行きはあまり期待できないと思われます．

　先の例で言えば，あなたの新しい弁当は，消費者のニーズを満足させるよい製品（プロダクト）で，適正な価格（プライス）であり，系列の全国のコンビニに流通しており（プレイス），ポスターやテレビCMなどでの宣伝（プロモーション）も適切に行われ，これらの"4つのP"がうまく組み合わさったことで売れたと考えられます．

市場の細分化

市場の細分化とは，消費者をそのニーズや特性，行動などによってグループ分けするプロセスのことをいいます[17]．分けられたそれぞれのグループをセグメント（英語で「部分」の意）といいます．

なぜマーケティングでこのような細分化を行うのかというと，企業にとって製品を購入してもらうためには，ターゲットとなる消費者を似た者同士でグループ分けし，そのグループに合ったプロダクト（製品），プライス（価格），プレイス（流通），プロモーション（宣伝）（"4つのP"）を考えた方が売れ行きがよいと考えられるからです．

例えば，服を作って売ろうとする場合，「服」ということだけであれば，赤ちゃんからお年寄りまで年齢や性別によって，色や形，大きさ，素材に至るまでさまざまなニーズの違いがあると考えられます．そうすると，年齢と性別の2つの項目でグループ分けするだけでも，「どんな製品をどんな価格でどこで販売し，どのような宣伝をしたらよいか」という，売れるための"4つのP"の組み合わせは，対象とするグループによっておのずと異なってくると考えられます．

マーケティング戦略の基本は，似たようなニーズを持つターゲットとなるセグメントを見つけて，そのセグメントのニーズにフィットするように，製品，価格，流通，宣伝などの手段をうまく組み合わせていくことだと言えます[18]．

先の例で言えば，消費者の中で，若い人で"ピリ辛"味を好む人々というセグメントをターゲットにして，彼らのニーズに合うような製品を作ったことが挙げられます．

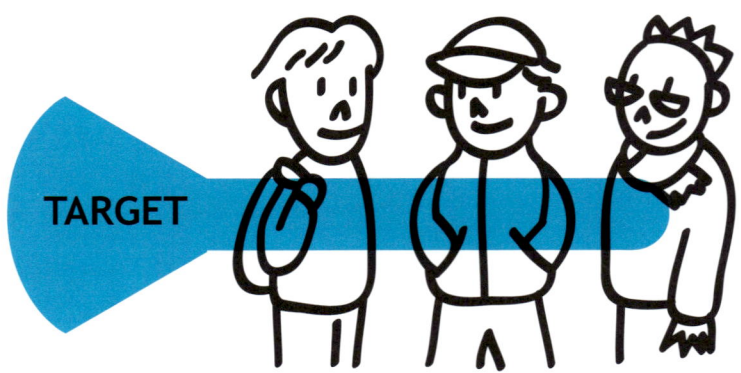

満足

ある製品を購入した人の満足度というのは，製品の購入によって得られた結果と期待とのバランスで決まると言われています[13]．ある製品を購入することで得られた結果が，期待通りかそれ以上であれば購入者は満足し，結果が期待を下回れば不満を覚えるということです[13]．製品を購入した結果，期待通りかそれ以上の結果が得ら

れれば購入者は満足し，その製品を使い続けたいとか，今度もその製品を買いたいと思うかもしれませんが，結果が期待を下回った場合はそうはなかなか思えないということです．マーケティングの観点からいうと，どんな成功するビジネスも，消費者のニーズを満足させることを基礎に置いていると言えます[19]．

先の例で言えば，Aさんは新しく出た弁当を購入して食べた結果，満足感を得たため，今度も買おうと決めたことになります．弁当を購入しても満足感が得られなければ，また買おうとは思わないということです．

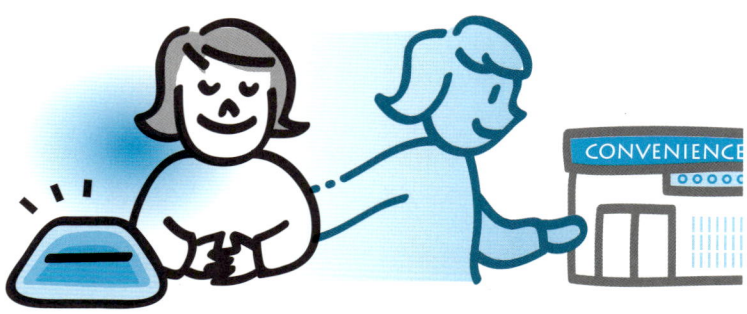

さて，これまでマーケティングの考え方や技術について述べてきましたが，ここでそれらを整理しておきたいと思います．

自社の製品が少しでも売れるようなマーケティングを考える場合には，まず，消費者にはどんなニーズがあるのかということをフォーカス・グループなどの調査により明らかにする必要があります．

次に，その調査結果をもとに製品を開発することになります．もちろんその際には，競争相手となる他社の製品についても調べます．そのような競争の中で自社製品を消費者に購入してもらうためには，消費者のニーズを満たして大きな満足感を与えられるような製品を作らなくてはいけないからです．その際の基本的な姿勢は，常に消費者の視点から考えるという顧客志向です．

自社製品を購入してもらうためには，"4つのP"と呼ばれるプロダクト（製品），プライス（価格），プレイス（流通），プロモーション（宣伝）のマーケティング・ミックスの最適な組み合わせを考える必要があります．

消費者は代金を支払うことと交換に，自分のニーズを満足させてくれると思われる製品を手に入れます．製品の購入によってニーズが満たされた場合には，その製品を使い続けたり，次回も購入する可能性が高くなるということです．

以上でマーケティングについての基本的な考え方や技術の説明は終わりです．さて，ここからが本題です．次に，これらのマーケティングの考え方や技術がどのように健康教育プログラムに応用可能なのかについて，見ていきたいと思います．

3. 保健分野へのマーケティングの応用

　これまでの説明で，マーケティングの基本的な考え方や技術については，ある程度理解して頂けたのではないかと思います．

　それでは，マーケティングの考え方や技術というものは，どのように保健分野の活動に応用することができるのでしょうか．

　それについては本書の「はじめに」の部分でも触れましたが，次のように考えることができます．

　保健分野の健康教育プログラムでは，保健スタッフが勧める健康によいとされる行動を対象者に採用してもらう必要があります．この「勧める行動を採用してもらう」ということを，「勧める製品を購入してもらう」ということになぞらえて，「製品を購入してもらう」ためのマーケティングの考え方や技術を，「行動を採用してもらう」ための健康教育プログラムやキャンペーンに応用できるということです（ここでは「行動」が「製品」に，「採用してもらう」が「購入してもらう」にそれぞれ対応しています）．

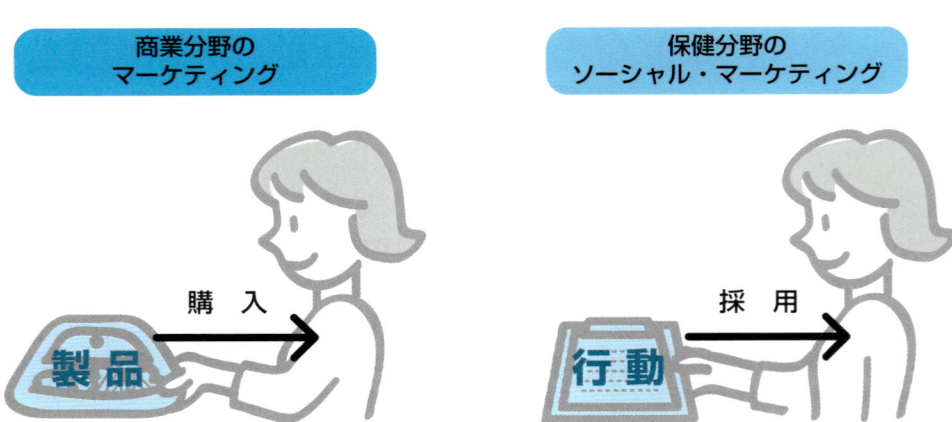

　健康教育プログラムでは，保健スタッフが勧める健康によいとされる行動（「製品」）を対象者に採用してもらう（購入してもらう）ためには，その行動（「製品」）を対象者のニーズや欲求を満たすものとして，対象者が払うコスト（「価格」）（ソーシャル・マーケティングにおけるコストには，時間，努力，今までのライフスタイルをやめることや心理的なコストがしばしば含まれます[15]）をできるだけ少なくして，関連するサービスなどが対象者にできるだけアクセスしやすく（「場所」），対象者が行動を採用することを促す適当な工夫（「プロモーション」）のもとで提供する必要があります．そして，その行動を採用した結果，対象者が満足感を覚える時に，対象者の行動が変わって維持されやすくなると考えます．

　またその際には，保健スタッフが勧める行動と競争する行動は何かということを常に意識し，対象者の心の中で保健スタッフが勧める行動の方が，競争する行動よりもよいポジションを得られるように戦略を練る必要があります（健康教育プログラムでは，保

健スタッフが勧める行動を採用しないことや，対象者が現在行っている不健康な行動などが競争相手になります）．

グループインタビューなどにより，対象者のニーズや保健スタッフが勧める行動に対して対象者がどう考え，どう感じているのかについて知ることができ，市場の細分化（対象者の細分化）によって，ターゲットとなる対象者のグループを決めることができます．

4. 保健分野でのソーシャル・マーケティングの歴史

ソーシャル・マーケティングという言葉は，1971年にKotlerらによって初めて発表されました[1]．それ以来既に30年以上が経つわけですが，これまでに多くの社会的な目的と社会問題の解決のためのプログラムやキャンペーンにおいて，マーケティングの考え方や技術が応用されてきました．

保健分野でのソーシャル・マーケティングの歴史を見ると，実際にはソーシャル・マーケティングという言葉ができる前の1960年代後半の健康教育プログラムに応用されたのが始まりだと言われています[19]．1970年代には，主に発展途上国での家族計画や栄養改善プログラム，先進国での心臓血管疾患減少のための国家や地域レベルでの健康キャンペーンにソーシャル・マーケティングの要素が取り入れられました[20]．1980年代後半までに，公衆衛生分野においてソーシャル・マーケティングは受け入れられたものとなり[21]，現在に至っています．

以下に，ソーシャル・マーケティングが応用された代表的な健康教育プログラムやキャンペーンの項目を列挙します．

家族計画（避妊具や避妊薬の使用）[22〜36]
予防接種[37,38]
栄養状態の改善（子供や妊婦，授乳婦の栄養関連行動の改善）[39,40]
栄養素の摂取（ビタミンAや微量栄養素の摂取）[41,42]
マラリア予防（殺虫剤で処理された網の使用）[43〜49]
下痢に対する経口補水療法[50〜53]
食生活の改善（低脂肪食，低脂肪ミルク，果物と野菜の摂取など）[54〜57]
心臓血管疾患減少（コレステロール，血圧，喫煙，減量，運動に対する健康教育）[58〜62]
子宮頸癌のスクリーニングとフォロー[63〜65]
禁煙[66]
運動[67〜69]
減量[70]
大学生のアルコール摂取減少[71〜74]
HIV/AIDS/STDの予防とコントロール[75〜89]
自転車乗車時のヘルメット使用[90]

以上，諸外国においては，現在までに保健分野での幅広い健康教育プログラムやキャンペーンにおいてマーケティングの考え方や技術が応用されてきています．

　また，以下のような保健分野の政府機関や政府組織，非営利組織，協会，財団において，ソーシャル・マーケティングが使われています[5]．

> アメリカ疾病管理予防センター（Centers for Disease Control and Prevention）
> アメリカ国立衛生研究所（National Institutes of Health）
> 世界保健機関（World Health Organization）
> アメリカ癌協会（American Cancer Society）
> アメリカ赤十字社（American Red Cross）
> アメリカ心臓学会（American Heart Association）
> アメリカ肺学会（American Lung Association）
> アメリカ糖尿病学会（American Diabetes Association）
> アメリカ歯科学会（American Dental Association）
> 臓器提供センター（Organ donation centers）
> 献血センター（Blood donation centers）など

　一方，日本の保健分野におけるソーシャル・マーケティングの動向としては，1996年に「ソーシャル・マーケティングと公衆衛生」というタイトルで雑誌で特集が組まれて紹介され[91]，その後，ソーシャル・マーケティングに関する解説や報告もいくつか見られるようになり[92〜97]，今後の本格的な導入が期待されているというのが現状だと思われます．

まとめ

　保健分野でのソーシャル・マーケティングとは，対象者に対して健康によい行動を行うことを勧める場合に，その行動を採用してもらう可能性が上がるように，健康教育プログラムの計画，実施，評価などに商業分野のマーケティングの考え方や技術を応用することである．

　保健スタッフが勧める健康によいとされる行動を対象者に採用してもらうためには，その行動を対象者のニーズや欲求に合った形で，行動の採用に伴い対象者が払うコストをできるだけ少なくして，関連するサービスなどを対象者にできるだけアクセスしやすくし，対象者が行動を採用することを促す適切なプロモーションのもとで提供する必要がある．

　実際に応用されるマーケティングの考え方や技術としては，製品，交換，顧客志向，フォーカス・グループ，競争，ポジショニング，マーケティング・ミックス，市場の細分化，満足などが挙げられる．

■ 文　献

1) Kotler P, Zaltman G：Social marketing：an approach to planned social change. Journal of Marketing 35：3-12, 1971.
2) Smith WA：What is social marketing? Washington DC：Academy for Educational Development, 1999.
3) Andreasen AR：Social marketing：a powerful approach to social change. In AR Andreasen, Marketing social change：changing behavior to promote health, social development, and the environment. San Francisco, CA：Jossey-Bass, pp.1-33, 1995.
4) Weinreich NK：Social marketing basics. In NK Weinreich, Hands-on social marketing：a step-by-step guide. Thousand Oaks, CA：Sage Publications, pp.3-4, 1999.
5) Kotler P, Roberto N, Lee N：Defining social marketing. In P Kotler, N Roberto, N Lee, Social marketing：improving the quality of life. (2nd ed), Thousand Oaks, CA：Sage Publications, pp.3-26, 2002.
6) Wilson MG, Olds RS：Application of the marketing mix to health promotion marketing. Journal of Health Education 22 (4)：254-259, 1991.
7) 三家英治：第1章　マーケティングの由来．マーケティングとは何か．晃洋書房，pp.5-15, 1993.
8) 嶋口充輝：2. マーケティング・マネジメントの構造と需要管理．マーケティング・パラダイム：キーワードで読むその本質と革新．有斐閣，pp.73-113, 2000.
9) 金森久雄，荒憲治郎，森口親司（編）：有斐閣 経済辞典．（第4版），有斐閣，2002.
10) フィリップ・コトラー，ゲイリー・アームストロング（著），和田充夫，青井倫一（訳）：1章　マーケティングの社会的基礎―人間のニーズへの適合．新版 マーケティング原理―戦略的行動の基本と実践―．ダイヤモンド社，pp.2-31, 1995.
11) フィリップ・コトラー（著），恩藏直人（監修），月谷真紀（訳）：第1章　21世紀のマーケティング．コトラーのマーケティング・マネジメント 基本編．ピアソン・エデュケーション，pp.1-24, 2002.
12) フィリップ・コトラー，トーマス・ヘイズ，ポール・ブルーム（著），白井義男（監修），平林 洋（訳）：第2章　プロフェッショナル・サービスのマーケティング．コトラーのプロフェッショナル・サービス・マーケティング．ピアソン・エデュケーション，pp.19-28, 2002.
13) フィリップ・コトラー（著），恩藏直人（監修），月谷真紀（訳）：第2章　顧客満足，顧客価値，および顧客維持の確立．コトラーのマーケティング・マネジメント 基本編．ピアソン・エデュケーション，pp.25-47, 2002.
14) フィリップ・コトラー，ゲイリー・アームストロング（著），和田充夫，青井倫一（訳）：9章　市場細分化，ターゲット・マーケティング，および市場ポジショニング．新版 マーケティング原理―戦略的行動の基本と実践―．ダイヤモンド社，pp.276-310, 1995.
15) Weinreich NK：The social marketing mix. In NK Weinreich, Hands-on social marketing：a step-by-step guide. Thousand Oaks, CA：Sage Publications, pp.9-19, 1999.
16) MaCarthy EJ：Basic marketing：a managerial approach. (13th ed), Homewood, IL：Irwin, 1999.
17) フィリップ・コトラー，ゲイリー・アームストロング（著），和田充夫，青井倫一（訳）：2章　戦略計画と組織におけるマーケティングの役割．新版 マーケティング原理―戦略的行動の基本と実践―．ダイヤモンド社，pp.32-70, 1995.
18) 沼上 幹：第1章　マーケティング・ミックス．わかりやすいマーケティング戦略．有斐閣アルマ，pp.11-40, 2000.
19) Montazeri A：Social marketing：a tool not a solution. Journal of the Royal Society of Health 117 (2)：115-118, 1997.
20) Walsh DC, Rudd RE, Moeykens BA, Moloney TW：Social marketing for public health. Health Affairs 12 (2)：104-119, 1993.
21) Ling JC, Franklin BA, Lindsteadt JF, Gearon SA：Social marketing：its place in public health.

Annual Review of Public Health 13 : 341-362, 1992.
22) Black TR, Harvey PD : A report on a contraceptive social marketing experiment in rural Kenya. Studies in Family Planning 7 (4) : 101-108, 1976.
23) Davies J, Louis TD : Measuring the effectiveness of contraceptive marketing programs : Preethi in Sri Lanka. Studies in Family Planning 8 (4) : 82-90, 1977.
24) De La Macorra L : The social marketing of contraceptives in Mexico. Development Communication Report 31 : 3-4, 1980.
25) Schellstede WP, Ciszewski RL : Social marketing of contraceptives in Bangladesh. Studies in Family Planning 15 (1) : 30-39, 1984.
26) Schellstede WP, Derr BB : Social marketing of contraceptives. Draper Fund Report 15 : 21-26, 1986.
27) Family Health International FHI : Evaluating social marketing programs. Network 9 (4) : 1-3, 1988.
28) Vernon R, Ojeda G, Townsend MC : Contraceptive social marketing and community-based distribution systems in Colombia. Studies in Family Planning 19 (6 Pt 1) : 354-360, 1988.
29) Luthra R : Contraceptive social marketing in the third world : a case of multiple transfer. Gazette 47 (3) : 159-176, 1991.
30) Janowitz B, Suazo M, Fried DB, Bratt JH, Bailey PE : Impact of social marketing on contraceptive prevalence and cost in Honduras. Studies in Family Planning 23 (2) : 110-117, 1992.
31) Williams JR : Increasingly artful. Applying commercial marketing communication techniques to family planning communication. Integration 33 : 70-72, 1992.
32) Merrill J : A recipe for success : ingredients for a successful family planning program. ZPG Report 24 (4) : 3, 1992.
33) Yaser Y : Achieving self-sufficiency. The Turkey Contraceptive Social Marketing project sold 2.1 million cycles of low-dose pills in 1992. Integration 37 : 32-33, 1993.
34) Migallos G, Araneta A : Contraceptive social marketing in the Philippines. A new initiative. Planned Parenthood Challenges 1 : 35-38, 1994.
35) Bertrand J : The EVALUATION Project promotes consensus on family planning quality indicators. Q. A. Brief 3 (1) : 6-7, 1994.
36) Thapa S, Prasad CV, Rao PH, Severy LJ, Rao SR : Social marketing of condoms in India. Advances in Population : Psychosocial Perspectives 2 : 171-204, 1994.
37) Manuel-Santana R : Philippine campaign boosts child immunizations. Front Lines Mar : 9-10, 1993.
38) Kunze M, Kunze U : Social marketing and the establishment of the ISW-TBE. Vaccine 21 (suppl 1) : S62-S65, 2003.
39) Griffiths M, Nobbe E : A communication strategy to improve nutrition in Indonesia. Development Communication Report 51 : 5, 14, 19, 1985.
40) Friedrich J : The Integrated Rural Nutrition Project, Kawambwa, Zambia : successes of a nutrition education programme. SCN News 15 : 26-27, 1997.
41) De Pee S, Bloem MW, Satoto, Yip R, Sukaton A, Tjiong R, Shrimpton R, Muhilal, Kodyat B : Impact of a social marketing campaign promoting dark-green leafy vegetables and eggs in central Java, Indonesia. International Journal for Vitamin and Nutrition Research 68 (6) : 389-398, 1998.
42) Torres MP : Using commercial advertising agencies in micronutrient promotion : lessons learned. Social Marketing Quarterly 4 (4) : 17-26, 1998.
43) Schellenberg JR, Abdulla S, Minja H, Nathan R, Mukasa O, Marchant T, Mponda H, Kikumbih N, Lyimo E, Manchester T, Tanner M, Lengeler C : KINET : a social marketing

programme of treated nets and net treatment for malaria control in Tanzania, with evaluation of child health and long-term survival. Transactions of the Royal Society of Tropical Medicine and Hygiene 93 (3)：225-231, 1999.
44) Schellenberg JR, Abdulla S, Nathan R, Mukasa O, Marchant TJ, Kikumbih N, Mushi AK, Mponda H, Minja H, Mshinda H, Tanner M, Lengeler C：Effect of large-scale social marketing of insecticide-treated nets on child survival in rural Tanzania. Lancet 357 (9264)：1241-1247, 2001.
45) Minja H, Schellenberg JA, Mukasa O, Nathan R, Abdulla S, Mponda H, Tanner M, Lengeler C, Obrist B：Introducing insecticide-treated nets in the Kilombero Valley, Tanzania：the relevance of local knowledge and practice for an information, education and communication (IEC) campaign. Tropical Medicine & International Health 6 (8)：614-623, 2001.
46) Holts TH, Marum LH, Mkandala C, Chizani N, Roberts JM, Macheso A, Parise ME, Kachur SP：Insecticide-treated bednet use, anaemia, and malaria parasitaemia in Blantyre District, Malawi. Tropical Medicine & International Health 7 (3)：220-230, 2002.
47) Rowland M, Webster J, Saleh P, Chandramohan D, Freeman T, Pearcy B, Durrani N, Rab A, Mohammed N：Prevention of malaria in Afghanistan through social marketing of insecticide-treated nets：evaluation of coverage and effectiveness by cross-sectional surveys and passive surveillance. Tropical Medicine & International Health 7 (10)：813-822, 2002.
48) Kroeger A, Avinna A, Ordonnez-Gonzalez J, Escandon C：Community cooperatives and insecticide-treated materials for malaria control：a new experience in Latin America. Malaria Journal 1 (1)：15, 2002.
49) Mushi AK, Schellenberg JR, Mponda H, Lengeler C：Targeted subsidy for malaria control with treated nets using a discount voucher system in Tanzania. Health Policy and Planning 18 (2)：163-171, 2003.
50) Eddy D, Garb G：Stay tuned next week. The power of social marketing：how Egypt learned about ORS. World Education Reports 25：4-7, 1986.
51) Fox KF：Social marketing of oral rehydration therapy and contraceptive in Egypt. Studies in Family Planning 19 (2)：95-108, 1988.
52) Kenya PR, Gatiti S, Muthami LN, Agwanda R, Mwenesi HA, Katsivo MN, Omondi-Odhiambo, Surrow A, Juma R, Ellison RH, et al：Oral rehydration therapy and social marketing in rural Kenya. Social Science and Medicine 31 (9)：979-987, 1990.
53) Koul PB, Murali MV, Gupta P, Sharma PP：Evaluation of social marketing of oral rehydraion therapy. Indian Pediatrics 28 (9)：1013-1016, 1991.
54) Wechsler H, Wernick SM：A social marketing campaign to promote low-fat milk consumption in an inner-city Latino community. Public Health Reports 107 (2)：202-207, 1992.
55) Samuels SE：Project LEAN--lessons learned from a national social marketing campaign. Public Health Reports 108 (1)：45-53, 1993.
56) Foerster SB, Kizer KW, Disogra LK, Bal DG, Krieg BF, Bunch KL：California's "5 a day--for better health!" campaign：an innovative population-based effort to effect large-scale dietary change. American Journal of Preventive Medicine 11 (2)：124-131, 1995.
57) Levine E, Olander C, Lefebvre C, Cusick P, Biesiadecki L, McGoldrick D：The Team Nutrition pilot study：lessons learned from implementing a comprehensive school-based intervention. Journal of Nutrition Education and Behavior 34 (2)：109-116, 2002.
58) Lefebvre RC, Harden EA, Zompa B：The Pawtucket Heart Health Program. Ⅲ. Social marketing to promote community health. Rhode Island Medical Journal 71：27-30, 1988.
59) Shea S, Basch CE：A review of five major community-based cardiovascular disease prevention programs. Part I：rationale, design, and theoretical framework. American Journal of Health Promotion 4 (3)：203-213, 1990.

60) Shea S, Basch CE : A review of five major community-based cardiovascular disease prevention programs. Part Ⅱ : intervention strategies, evaluation methods, and results. American Journal of Health Promotion 4 (4) : 279-287, 1990.
61) Farquhar JW, Fortmann SP, Flora JA, Taylor CB, Haskell WL, Williams PT, Maccoby N, Wood PD : Effects of communitywide education on cardiovascular disease risk factors : the Stanford Five-City Project. The Journal of the American Medical Association 264 (3) : 359-365, 1990.
62) Williams JE, Flora JA : Health behavior segmentation and campaign planning to reduce cardiovascular disease risk among Hispanics. Health Education Quarterly 22 (1) : 36-48, 1995.
63) Alexander K, McCullough J : Application of marketing principles to improve participation in public health programs. Journal of Community Health 6 (3) : 216-222, 1981.
64) Michielutte R, Dignan MB, Wells HB, Young LD, Jackson DS, Sharp PC : Development of a community cancer education program : the Forsyth County, NC cervical cancer prevention project. Public Health Reports 104 (6) : 542-551, 1989.
65) Dignan M, Bahnson J, Sharp P, Beal P, Smith M, Michielutte R : Implementation of mass media community health education : the Forsyth County Cervical Cancer Prevention Project. Health Education Research 6 (3) : 259-266, 1991.
66) Black DR, Loftus EA, Chatterjee R, Tiffany S, Babrow AS : Smoking cessation interventions for university students : recruitment and program design considerations based on social marketing theory. Preventive Medicine 22 (3) : 388-399, 1993.
67) Black DR, Blue CL, Kosmoski K, Coster DC : Social marketing : developing a tailored message for a physical activity program. American Journal of Health Behavior 24 (5) : 323-337, 2000.
68) Matsudo V, Matsudo S, Andrade D, Araujo T, Andrade E, De Oliveira LC, Braggion G : Promotion of physical activity in a developing country : the Agita Sao Paulo experience. Public Health Nutrition 5 (1A) : 253-261, 2002.
69) Sallis JF, McKenzie TL, Conway TL, Elder JP, Prochaska JJ, Brown M, Zive MM, Marshall SJ, Alcaraz JE : Environmental interventions for eating and physical activity. A randomized controlled trial in middle schools. American Journal of Preventive Medicine 24 (3) : 209-217, 2003.
70) Black DR, Blue CL, Coster DC, Chrysler LM : Corporate social marketing : message design to recruit program participants. American Journal of Health Behavior 26 (3) : 188-199, 2002.
71) Black DR, Smith MA : Reducing alcohol consumption among university students : recruitment and program design strategies based on Social Marketing Theory. Health Education Research 9 (3) : 375-384, 1994.
72) Gries JA, Black DR, Coster DC : Recruitment to a university alcohol program : evaluation of social marketing theory and stepped approach model. Preventive Medicine 24 (4) : 348-356, 1995.
73) Glider P, Midyett SJ, Mills-Novoa B, Johannessen K, Collins C : Challenging the collegiate rite of passage : a campus-wide social marketing media campaign to reduce binge drinking. Journal of Drug Education 31 (2) : 207-220, 2001.
74) Gomberg L, Schneider SK, DeJong W : Evaluation of a social norms marketing campaign to reduce high-risk drinking at The University of Mississippi. The American Journal of Drug and Alcohol Abuse 27 (2) : 375-389, 2001.
75) Townsend S : Social marketing of condoms : selling protection and changing behavior. Network 12 (1) : 17-20, 1991.
76) Kipp W, Kabwa P, Mwesigye B : Social marketing in a rural African district. AIDS Health Promotion Exchange 4 : 3-5, 1992.
77) Hess LL : Prevention is still the best medicine. Condom social marketing campaign changes attitudes and actions in Guinea. Front Lines 33 (8) : 1-2, 1993.

78) Williams EE：Women of courage：commercial sex workers mobilize for HIV/AIDS prevention in Nigeria. Aidscaptions 1 (2)：19-22, 1994.
79) Merati TP：Condom distribution in Bali：assuring supply meets demand. AIDSlink：Eastern, Central & Southern Africa 29：7, 1994.
80) Schopper D, Doussantousse S, Ayiga N, Ezatirale G, Idro WJ, Homsy J：Village-based AIDS prevention in a rural district in Uganda. Health Policy and Planning 10 (2)：171-180, 1995.
81) Fisher DS, Ryan R, Esacove AW, Bishofsky S, Wallis JM, Roffman RA：The social marketing of project ARIES：overcoming challenges in recruiting gay and bisexual males for HIV prevention counseling. Journal of Homosexuality 31 (1-2)：177-202, 1996.
82) Dearing JW, Rogers EM, Meyer G, Casey MK, Rao N, Campo S, Henderson GM：Social marketing and diffusion-based strategies for communicating with unique populations：HIV prevention in San Francisco. Journal of Health Communication 1 (4)：343-363, 1996.
83) Dadian MJ：NGO participation boosts condom sales in Haiti. AIDSlink：Eastern, Central & Southern Africa 43：10-11, 1997.
84) Winter J：Social marketing of condoms (female, too) gets going (again). Zimbabwe. AIDS analysis Africa 7 (2)：6, 1997.
85) Cohen DA, Farley TA, Bedimo-Etame JR, Scribner R, Ward W, Kendall C, Rice J：Implementation of condom social marketing in Louisiana, 1993 to 1996. American Journal of Public Health 89 (2)：204-208, 1999.
86) Kennedy MG, Mizuno Y, Seals BF, Myllyluoma J, Weeks-Norton K：Increasing condom use among adolescents with coalition-based social marketing. AIDS 14 (12)：1809-1818, 2000.
87) Agha S, Karlyn A, Meekers D：The promotion of condom use in non-regular sexual partnerships in urban Mozambique. Health Policy and Planning 16 (2)：144-151, 2001.
88) Price N：The performance of social marketing in reaching the poor and vulnerable in AIDS control programmes. Health Policy and Planning 16 (3)：231-239, 2001.
89) Peralta L, Deeds BG, Young K：Promoting identification of HIV-infected youths：borrowing concepts from the media to reduce the HIV epidemic? Journal of the Association for Academic Minority Physicians 13 (2)：41-47, 2002.
90) Morris BA, Trimble NE, Fendley SJ：Increasing bicycle helmet use in the community. Measuring response to a wide-scale, 2-year effort. Canadian Family Physician 40：1126-1131, 1994.
91) 特集　ソーシャル・マーケティングと公衆衛生．保健婦雑誌 52 (6), 1996.
92) 田村　誠，片山千栄，安部美恵子，阿部吉樹，小山昭太郎，柴山大賀，高橋志乃，田口敦子，竹本亜弥，當山紀子，永田文子，藤城愉紀，松浦正子，丸山孝典：老人保健福祉計画の認知度とその向上策の検討—ソーシャル・マーケティングの手法を参考に—．日本公衆衛生雑誌 43 (11)：954-964, 1996.
93) 武村真治：ソーシャルマーケティングの保健医療分野への応用．医学のあゆみ，191 (8)：842-843, 1999.
94) 吉長元孝：公衆衛生におけるソーシャル・マーケティングの活用．公衆衛生 64 (9)：619-623, 2000.
95) 橋本栄里子：ソーシャル・マーケティング．保健婦雑誌 56 (12増刊号)：1006-1007, 2000.
96) 武田康久，山縣然太朗：乳幼児突然死症候群予防対策に対する保護者の行動変容について—ソーシャル・マーケティング的思考からの考察—．保健の科学 43 (4)：297-302, 2001.
97) 武見ゆかり：第5章-⑤ソーシャルマーケティング．健康教育 ヘルスプロモーションの展開．保健同人社，pp.122-126, 2003.

第2章 ソーシャル・マーケティングの特徴と手順

1. ソーシャル・マーケティングの特徴

　ソーシャル・マーケティングの実際の手順（プロセス）の説明に入る前に，ソーシャル・マーケティングの特徴について整理しておきたいと思います．第1章の内容と一部重複する部分もありますが，ソーシャル・マーケティングの理解を深める意味でご了承ください．

　ソーシャル・マーケティングの重要な特徴として，Andreasen は以下の7つの項目を挙げています[1]．

> （1）対象者の行動が重要である
> （2）プログラムはコスト-エフェクティブでなくてはいけない
> （3）すべての戦略は対象者から始まる
> （4）介入は"4つのP"を含む
> （5）介入プログラムのデザイン，事前テスト，評価には対象者に対する調査が必要不可欠である
> （6）マーケットは注意深く分けられる
> （7）常に競争が認識されている

　以下にそれぞれについて説明します．

（1）対象者の行動が重要である

　第1章で示した Andreasen のソーシャル・マーケティングの定義は以下のようになっていました．

> ソーシャル・マーケティングとは，ターゲットとなる対象者と社会の福祉の向上を目的として，彼らの自発的な行動に影響を及ぼすために作られたプログラムの分析，計画，実施，評価に商業分野のマーケティング技術を応用することである[1]

　ソーシャル・マーケティングでは，対象者の行動そのものに影響を及ぼすことを目標にしています．このことから，単に対象者に知識が伝達されればよいということではなく，対象者の行動が実際に変わることがソーシャル・マーケティングの成功の本質的な基準であるということです．

(2) プログラムはコスト-エフェクティブでなくてはいけない

　保健の現場では，予算や人員，時間などの資源が非常に限られた状況で健康教育プログラムの計画，実施，評価をしなくてはいけないのが現状だと思います．その意味で，貴重な資源をいかに有効に使うかということから，プログラムは，かけたコストに対してできるだけ効果が上がる（エフェクティブな）ものでなくてはいけないということです．

(3) すべての戦略は対象者から始まる

　健康教育プログラムが成功するためには，対象者の話を聞いて，彼らのニーズが何なのか，保健スタッフが勧める行動に対してどう考え，どう感じているのか，彼らの行動を変えるのに最も影響することや行動変容を妨げているものが何なのかを調べる必要があります[2]．その結果に基づいて，対象者のニーズや価値観に合うような形でプログラムを提供する必要があるということです．保健スタッフが対象者に勧める行動が，対象者のニーズを満たすものであるときに，その行動が採用される可能性が高くなります．

　これは，第1章で述べた"顧客志向"につながるものです．行動の変容は，プログラムのメッセージや要素が対象者の感覚やニーズ，要望に合う時にのみ生じると考えられますので[1]，ソーシャル・マーケティングのすべての決定は，対象者の視点から考えることが必要になります[2]．

(4) 介入は"4つのP"を含む

　"4つのP"とは，プロダクト（Product：製品），プライス（Price：価格，代償，コスト），プレイス（Place：場所，流通），プロモーション（Promotion：宣伝，販売促進）のことで，マーケティング・ミックスと呼ばれ[3]，それぞれは以下のように説明されます[4]．

プロダクト（Product：製品）：対象者に採用してもらいたい行動や提案のこと．

プライス（Price：価格，代償，コスト）：対象者がその行動を採用するために差し出さなくてはいけないもの（お金，時間，努力，古い習慣，感情的なコストなども含まれる）．

プレイス（Place：場所，流通）：対象者がいつどこでその行動を行うのかということ．あるいは，健康教育プログラムに関する情報やメッセージをいつどこで得るのかということ．

プロモーション（Promotion：宣伝，販売促進）：対象者がその行動を採用することを促進させるためのいろいろな工夫のこと（例：広告，特別なイベント，エンターテインメントやコンテストの利用，褒美など）．

対象者にある行動を勧める場合には，どんな行動（プロダクト）をどのようなコスト（プライス）と引き換えに，いつどこで（プレイス），行動の採用を促進するどのような宣伝や工夫（プロモーション）のもと，提供するのがよいのかを考える必要があるということです．

"4つのP"がうまく組み合わさると，保健スタッフが勧める行動を対象者が採用する可能性が高くなると考えられます．

(5) 介入プログラムのデザイン，事前テスト，評価には対象者に対する調査が必要不可欠である

健康教育プログラムをデザインする場合には，対象者のニーズや欲求，勧められる行動に対して対象者がどう考え，どう感じているのか，行動を妨げているものは何か，競争する行動は何かなどについて調査をする必要があります．

また，作られたプログラムの内容やメッセージが本当に対象者に受け入れられやすいものになっているかについて，プログラムを正式に実施する前に事前テストを行い，少数の対象者からのフィードバックをもらい，内容やメッセージを修正する必要もあります．

プログラム実施後の評価の際にも，実際に行動を採用して対象者がどう考え，どう感じているのかといったことなども調べることになります．

これは(3)の"すべての戦略は対象者から始まる"ということにも通じるものですが，常に対象者の考え，感じ方，価値感などを理解して，彼らの視点に立って健康教育プログラムを考えるためには，対象者の調査が欠かせないということを示しています．

(6) マーケットは注意深く分けられる

これは市場の細分化（対象者の細分化）のことです．個々の対象者はいろいろな点においてお互いに異なっていると考えられますので，全体として一つの方法で介入するよりは，いろいろな点で似た者同士のグループに分けて，それぞれのグループに合った"4つのP"を組み合わせて働きかけた方が効果的であると考えられます．

(7) 常に競争が認識されている

　　行動は，常に他の行動と競争関係にあるということです．人がある行動を行うようになるということは，いろいろな行動の選択肢からその行動を選ぶことであり，一つの行動を採用するということは，他の行動を諦めることを意味します[5]．

　　例えば，禁煙をするということはタバコを吸うという行動と競争することになります．また，運動をするということの競争相手は運動をしないことであり，運動以外に時間を使うこと（例えばテレビを見ることなど）も競争相手になると考えられます．

　　保健スタッフが勧める行動は，常に他の行動との競争状態にあります．いろいろな行動の中から保健スタッフが勧める行動を対象者に採用してもらうためには，他の行動との競争の中で，勧める行動の方がよいものだと対象者に認識される必要があります．健康教育に携わるスタッフは，今まで，必ずしもこの"競争"という考え方をしっかりと認識し，対処してこなかったのではないかという意見もあります[6]．

　　ところで，上に挙げたソーシャル・マーケティングの特徴以外で，Smithは以下の事柄もソーシャル・マーケティングの条件や特徴として示しています[7,8]．

交換理論
　　保健スタッフが勧める行動を対象者が採用するということは，時間や労力といったコストや，今まで慣れ親しんできた行動をやめるといったことと交換になされると考えられます．対象者はそれらのコストと引き換えに，自分のニーズや欲求を満たすことができると思われる行動（「製品」）を採用することになります．そのためには，それらのコストを払ってでも，保健スタッフが勧める行動を採用したいと対象者に思ってもらうような戦略が必要になります．

　　保健スタッフには，対象者が払うコストの見返りとして，対象者はどんな利益を期待することができるのかということを常に考えることが求められます[9]．

ポジショニング
　　保健スタッフが勧める行動が，競争する行動に対して対象者の心の中でよりよいものとして位置づけられるように，いろいろ戦略を使用するということです．ポジショニングということは，すべての行動は他の行動と競争するということを示唆しています[8]．

2．ソーシャル・マーケティングの手順（プロセス）

　　ここまでソーシャル・マーケティングの特徴について説明をしてきましたが，それでは具体的にソーシャル・マーケティングとはどのように行えばよいのでしょうか．

ソーシャル・マーケティングは，社会的な目的や問題の解決のために，対象者に行動変容を勧めるプログラムの「計画－実施－評価」の流れの中でマーケティングの考え方や技術を応用することであり，いくつかのステップからなると考えられます．全体のプロセスの分け方は人によりさまざまですが，実際に行う仕事はそれほど変わらず，それらをどのように分けるかで差があるのだと考えてよいでしょう．

　以下に，ソーシャル・マーケティングのプロセスの分け方の例を示します．

Andreasenの6つのステージ[10]：

1. 耳を傾けること：ターゲットとなる対象者や環境の背景分析
2. 計画の立案
3. 構造化：マーケティングの組織，手続き，基準，フィードバックのための機構の確立
4. 事前テスト
5. 実施
6. モニタリング

Neigerの7つのフェーズ（段階）[11]：SMARTモデル（Social Marketing Assessment and Response Tool）として

1. 事前のプランニング：取り扱う問題の同定，目的の設定，評価プランのアウトラインの作成，プログラムコストの算出など
2. 消費者（対象者）の分析
3. 市場の分析
4. チャンネル*の分析
5. マテリアル**の作成と事前テスト
6. 実施
7. 評価

＊ チャンネルとは，プログラムのメッセージを伝える手段や媒体のことをいいます．
＊＊マテリアルとは英語で「資料」の意味で，プログラムで使用されるポスターやチラシ，対象者に配られるその他の資料のことをいいます．

Weinreichの5つのステップ[12]：

1. 計画の立案
2. メッセージやマテリアルの作成
3. 事前テスト
4. 実施
5. 評価とフィードバック

Kotler らの 8 つのステップ[13]：ソーシャル・マーケティングのプランニングのプロセスとして

1. ソーシャル・マーケティング環境の分析：ターゲットとなる対象者，目的，目標，戦略を決定するために必要な情報の収集
2. ターゲットとなる対象者の選定
3. 目的と目標の設定
4. ターゲットとなる対象者と競争者の理解
5. 戦略の決定 ― "4 つの P"
6. 評価とモニタリング戦略の展開
7. 予算の確立と財源の確保
8. 実施プランの完成

　本書では，これらのうちのどれか一つの分け方に従うのではなく，プログラムの「計画－実施－評価」の流れの中でマーケティングの考え方や技術を応用するという共通点に則って，次章からソーシャル・マーケティングの実際のプロセスについて，順を追って説明していきたいと思います．

まとめ

　ソーシャル・マーケティングの特徴として，Andreasen は以下の 7 つの項目を挙げている．(1) 対象者の行動が重要である，(2) プログラムはコスト-エフェクティブでなくてはいけない，(3) すべての戦略は対象者から始まる，(4) 介入は "4 つの P" を含む，(5) 介入プログラムのデザイン，事前テスト，評価には対象者に対する調査が必要不可欠である，(6) マーケットは注意深く分けられる，(7) 常に競争が認識されている．Smith はそれ以外にも，交換理論，ポジショニングをソーシャル・マーケティングの特徴として挙げている．

　ソーシャル・マーケティングのプロセスの分け方は人によってさまざまだが，プログラムの「計画－実施－評価」という流れの中でマーケティングの考え方や技術を応用するという点で共通していると言える．

■ 文　献

1) Andreasen AR：Social marketing：a powerful approach to social change. In AR Andreasen, Marketing social change：changing behavior to promote health, social development, and the environment. San Francisco, CA：Jossey-Bass, pp.1-33, 1995.
2) Weinreich NK：Not just business as usual. In NK Weinreich, Hands-on social marketing：a step-by-step guide. Thousand Oaks, CA：Sage Publications, pp.5-8, 1999.
3) MaCarthy EJ：Basic marketing：a managerial approach. (13th ed), Homewood, IL：Irwin, 1999.

4) Weinreich NK : The social marketing mix. In NK Weinreich, Hands-on social marketing : a step-by-step guide. Thousand Oaks, CA : Sage Publications, pp.9-19, 1999.
5) McKenzie-Mohr D, Smith W : Fostering sustainable behavior. In D McKenzie-Mohr, W Smith, Fostering sustainable behavior : an introduction to community-based social marketing. Gabriola Island, BC : New Society Publishers, pp.1-17, 1999.
6) McDermott RJ : Social marketing : a tool for health education. American Journal of Health Behavior 24 (1) : 6-10, 2000.
7) Smith WA : Social marketing : beyond the nostalgia. In ME Goldberg, M Fishbein, SE Middlestadt (eds), Social Marketing : theoretical and practical perspectives. Mahwah, NJ : Lawrence Erlbaum Associates, pp.21-28, 1997.
8) Smith WA : Social marketing : an evolving definition. American Journal of Health Behavior 24 (1) : 11-17, 2000.
9) Walsh DC, Rudd RE, Moeykens BA, Moloney TW : Social marketing for public health. Health Affairs 12 (2) : 104-119, 1993.
10) Andreasen AR : The social marketing strategic management process. In AR Andreasen, Marketing social change : changing behavior to promote health, social development, and the environment. San Francisco, CA : Jossey-Bass, pp.68-96, 1995.
11) Neiger BL : Social marketing : making public health sense. Paper presented at the annual meeting of the Utah Public Health Association, Provo, UT, 1998.
12) Weinreich NK : The social marketing process. In NK Weinreich, Hands-on social marketing : a step-by-step guide. Thousand Oaks, CA : Sage Publications, pp.21-23, 1999.
13) Kotler P, Roberto N, Lee N : Outlining the strategic marketing planning process. In P Kotler, N Roberto, N Lee, Social marketing : improving the quality of life. (2nd ed), Thousand Oakes, CA : Sage Publications, pp.29-45, 2002.

第3章 健康教育プログラムの計画

3-1 形成的研究（フォーマティブ・リサーチ：formative research）

1. 対象者を知ること

　健康教育プログラムを計画するためには，まず，扱う健康問題とその背景を理解する必要がありますが，その中でも対象者についてよく理解することが重要です[1]．そのための調査や研究は健康教育プログラムを形作るための基礎となるものですので，形成的研究（フォーマティブ・リサーチ）と呼ばれます[2]．

　保健スタッフが勧める行動について対象者がどう考え，どう感じているのか，その行動を行うことを妨げていることは何なのかなどを調べることによって，対象者の細分化や最も適切なマーケティング・ミックスの組み合わせを考えることが可能になります．

　この調査が適切に行われないと，その後のプログラムの作成がうまくいかずに，最終的にはプログラムの効果もおぼつかなくなってしまいます．対象者を知るための調査では，具体的には以下のような事柄について調べることになります[3]．

① 対象者のニーズや欲求
② 保健スタッフが勧める行動に対する対象者の態度，信念，価値観
③ その行動を行う上での対象者の利益，障害，準備状態
④ その行動に関する対象者にとっての"4つのP"

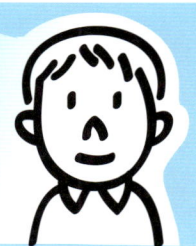

　簡単に言うと，対象者のニーズや欲求，価値観，保健スタッフが勧める行動に対してどう考え，どう感じているのかなどについて情報を集めて，それを基にプログラムを作っていくということです．

　第2章で挙げたソーシャル・マーケティングの特徴の中で，"すべての戦略は対象者から始まる"というものがありましたが，対象者の行動が自発的に変わるような働きかけを考える場合には，対象者をできるだけ理解して，対象者の視点に立ってプログラムを

作成していくことが必要になります．

　保健スタッフが勧める行動に対する対象者の態度，信念，利益，障害，準備状態などを調べる上で，いくつかの健康行動理論が役立ちますが，それらについてはあとで説明したいと思います．

　ところで，対象者を知るための研究方法には，大きく分けて量的研究と質的研究の2通りがあります．これらの違いは文字通り，ある事柄に関して量的なことを調べるのか，質的なことを調べるのかにあります．量的研究とは，ある事柄や考え方が"どれぐらい広まっているのか"という質問に答えようとする研究方法をいい，質的研究とは，"なぜ"という質問に答えようとする研究方法だと言えます[4]．質的研究は対象者の視点から問題を理解するのを助け，なぜ彼らがそのように考え，そのような行動を行うのかの理由を見つけることを可能にします[5]．

　例えば，喫煙者の数がどれぐらいいるのかを調べる研究は量的研究と言えますが，なぜタバコを吸うのかということを調べる研究は質的研究と言えます．喫煙者に禁煙を勧める健康教育プログラムを考える場合には，喫煙者がどれぐらいいるのか，喫煙が原因で肺癌になる人がどれぐらいいるのか，喫煙年数はどれぐらいなのか，平均して1日何本ぐらいタバコを吸うのかといったことを調べる量的研究だけではなく，なぜタバコを吸うのか，禁煙に関してどう考えているのかといったことを調べる質的研究も必要になってきます．つまり，量的研究と質的研究を組み合わせることで，問題や対象者に対する理解が深まるということです[5]．

　ソーシャル・マーケティングで用いられる量的研究と質的研究の方法には，以下のようなものがあります[6]．

量的研究：勧める行動に対する知識，態度，行動の有無などに関するサーベイランス調査
質的研究：フォーカス・グループ，深い面接*（in-depth interview），症例研究，観察研究

*深い面接とは，"あらかじめ特定の話題に絞るが，被質問者の反応に応じて詳細に探求する形の対面式の面接"[7]のことをいいます．

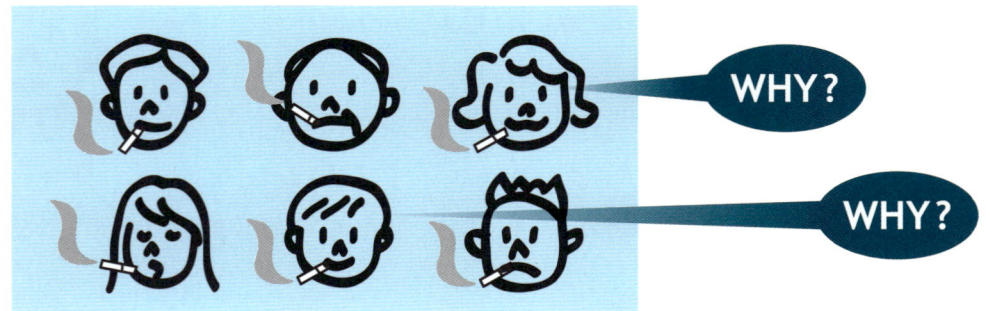

　ソーシャル・マーケティングにおける代表的な質的研究方法の一つとして，以下にフォーカス・グループについて説明します．

2. フォーカス・グループ

　フォーカス・グループとは，ある特定のトピックに焦点（フォーカス）を当てて，グループ単位でインタビューを行うものです．フォーカス・グループは，フォーカス・グループ・インタビュー，フォーカス・グループ・ディスカッション，グループ・インタビューなどとも呼ばれます．

　フォーカス・グループは，あらかじめ回答が用意できないような潜在的なニーズや意識を把握するのに優れた技法であると考えられ[8]，保健の現場では，対象者のニーズの把握のためや，健康教育プログラムで扱おうとしている行動について対象者がどう考え，どう感じているのかを知るために行われます．

　実際には，問題となるトピックに関してある共通の特徴を持つ[9] 6～12名を一つのグループとして，司会者のもと，1時間半～2時間半を目安に行われます[10]．インタビューの進め方としては，まず一般的な質問から始めて，少しずつ問題となる話題に焦点（フォーカス）を絞っていくやり方をとります[10]．

　フォーカス・グループでは，司会者が参加者に対して順番に質問をしていき一人ずつ答えてもらうのではなく，参加者同士がお互いに質問し合ったり，お互いの意見や感想，経験といったものを自由に話し合ってもらうというのが一つの大きな特徴です[11]．そのようなグループダイナミクスがうまく働くと，1対1の面接では得られない新しい視点を明らかにすることができるという考え方が，フォーカス・グループの基本にあります[11]．

　インタビューというと，1対1のインタビューを思い浮かべる方が多いと思いますが，1対1のインタビューに比べてグループでインタビューをする利点とは何でしょうか．

　藤内[12]はフォーカス・グループ・インタビューが個別のインタビューと比較して優れている点として，以下の5つを挙げています．

① グループで行うことでリラックスでき，自分の意見や体験を率直に表せる．
② グループによる匿名性のため，自由に発言できる．
③ すべての質問に必ずしも参加者全員が回答することが求められていないので，自発的で本質的な発言が引き出せる．
④ ある参加者の発言に対する他の参加者の関連発言という形で，発言内容が広がる．
⑤ 参加者同士，または司会者と参加者の相互作用によって洞察が深まる．

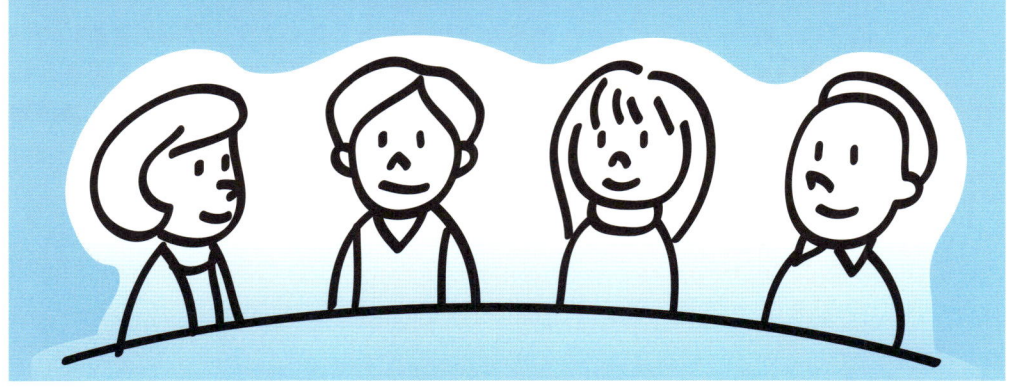

3. 健康行動理論について

　先述のように形成的研究では，量的研究や質的研究によって，健康教育プログラムで勧める行動に対する対象者の態度，信念，価値観や利益，障害，準備状態などについて調べることになります．その際に，それらと行動との関係をよりよく理解するためには，健康に関する行動変容の理論が役に立ちます．また，保健スタッフが勧める行動を対象者が行うようになるために必要な条件を考える場合にも，それらの理論が参考になります．

　主な健康に関する行動変容の理論については，拙著「医療・保健スタッフのための健康行動理論の基礎」（医歯薬出版）と「医療・保健スタッフのための 健康行動理論 実践編」（医歯薬出版）で説明しました．

　これらの行動変容に関する理論とソーシャル・マーケティングとはお互いに相補うものであり，ソーシャル・マーケティングはこれらの行動変容の理論を保健の現場に応用する枠組みであると言えます[13]．行動変容に関する理論をソーシャル・マーケティングの枠組みの中で応用することで，その健康教育プログラムはより効果的になると考えられます．

　簡単に言うと，行動変容の理論は人の行動が変わるために必要な条件を示し，その条件を満たすように健康教育プログラムの内容を考え，ソーシャル・マーケティングの枠組みの中で応用していくということです．

　拙著「医療・保健スタッフのための 健康行動理論の基礎」では次の7つの理論について説明しました．

(1) 健康信念モデル（ヘルス・ビリーフ・モデル）
(2) 自己効力感（セルフ・エフィカシー）
(3) 変化のステージモデル
(4) 計画的行動理論
(5) ストレスとコーピング
(6) ソーシャルサポート（社会的支援）
(7) コントロール所在

　以下に，個々の理論について簡単に説明したいと思います．理論の詳細については拙著「医療・保健スタッフのための 健康行動理論の基礎」を，各理論を組み合わせた現場への応用方法については，「医療・保健スタッフのための 健康行動理論 実践編」をお読みください．

（1）健康信念モデル（ヘルス・ビリーフ・モデル）

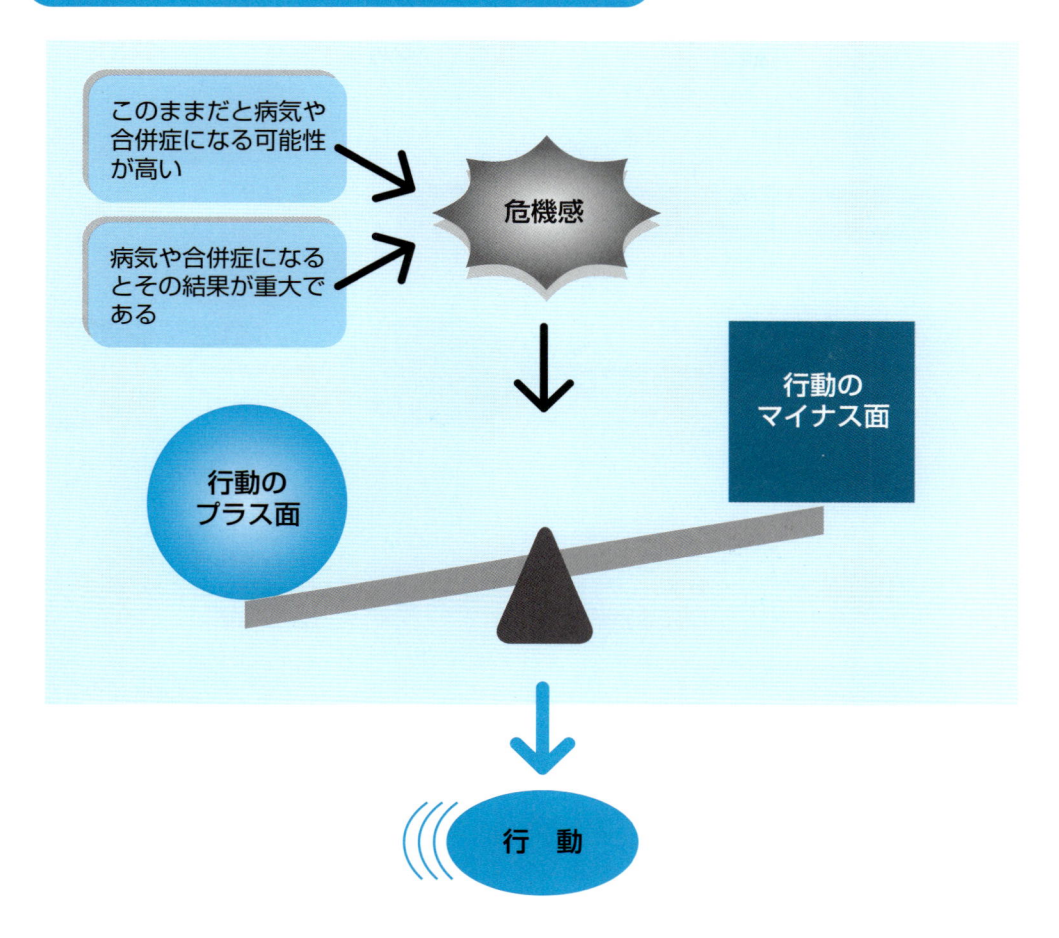

【健康信念モデルを理解するための簡略図】（文献14より引用）（健康信念モデルの正式な図についても文献14に記載）

　健康信念モデルでは，人が健康によいとされる行動をとるようになるためには，以下の条件が満たされる必要があると考えます[15]．
① 健康面でこのままではまずいという「危機感」を感じること：
　この「危機感」を感じるためには，このままでは自分が病気や合併症になる可能性が高いということと，病気や合併症になると，その結果が重大であると感じることが必要になります．
② ある程度の「危機感」を感じた上で，本人にとってその行動をとることのプラス面とマイナス面をはかりにかけて，「行動のプラス面」が「行動のマイナス面」よりも大きいと感じること．

　図の中の言葉は専門用語としては以下のように表されます．

第3章　健康教育プログラムの計画

このままだと病気や合併症になる可能性が高いということ：**罹患性**
病気や合併症になるとその結果が重大であるということ：**重大性**
危機感：**脅威**
行動のプラス面：**有益性**
行動のマイナス面：**障害**

（2）自己効力感（セルフ・エフィカシー）

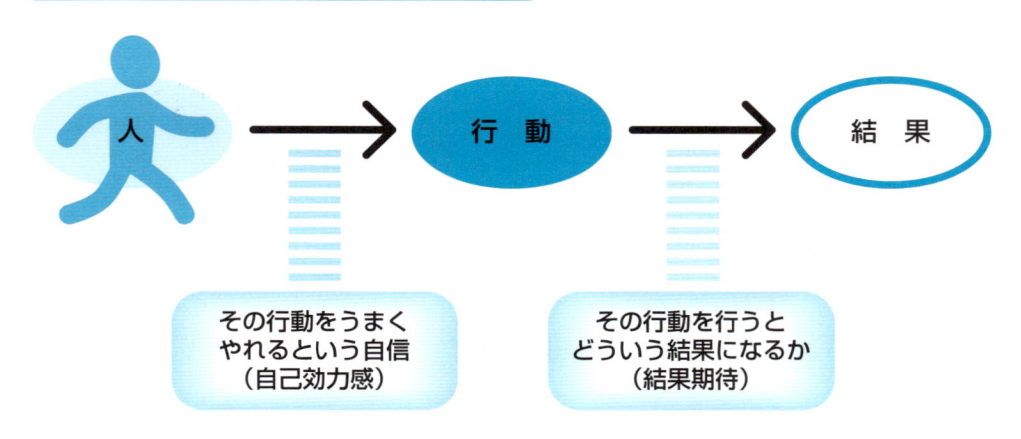

人 → 行動 → 結果

その行動をうまくやれるという自信（自己効力感）

その行動を行うとどういう結果になるか（結果期待）

（文献16の図を一部改変）

「自己効力感」は社会的認知理論の一部で，社会的認知理論では，人はその行動をとると自分にとって好ましい結果につながると期待し（「結果期待」），その行動をうまく行うことができるという自信（「自己効力感」）がある時に，その行動をとる可能性が高くなると考えます[16]．

その行動をうまく行うことができるという自己効力感は，以下の4つの情報源から生まれると言われています[17]．

① 自己の成功経験：過去に似たような行動をうまくやった経験があること
② 代理的経験：人がその行動をうまくやるのを見たり聞いたりすること
③ 言語的説得：信頼の置ける人から「あなたならできる」と言われること
④ 生理的・情動的状態：その行動を行った場合の生理的状態や感情面での変化をポジティブにとらえること

（3）変化のステージモデル

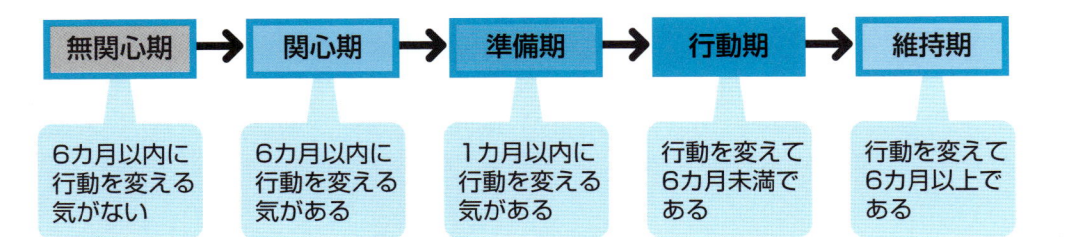

| 無関心期 | → | 関心期 | → | 準備期 | → | 行動期 | → | 維持期 |

- 無関心期：6カ月以内に行動を変える気がない
- 関心期：6カ月以内に行動を変える気がある
- 準備期：1カ月以内に行動を変える気がある
- 行動期：行動を変えて6カ月未満である
- 維持期：行動を変えて6カ月以上である

　変化のステージモデルでは，人の行動が変わってそれが維持されるようになるには5つのステージを通り，対象者がどのステージにいるかによって働きかけの方法を変えるとよいと考えます[18]．5つのステージは以下のように定義されます[18]．

無関心期：6カ月以内に行動を変える気がない時期
関心期：6カ月以内に行動を変える気がある時期
準備期：1カ月以内に行動を変える気がある時期
行動期：行動を変えて6カ月未満の時期
維持期：行動を変えて6カ月以上の時期

　働きかけの方法は以下の2つに大きく分けられます[19～21]．

『考えへの働きかけ』

- 意識の高揚：いろいろな情報を提供して行動変容への意識を高めてもらう
- 感情的経験：このままでは健康面でまずいと思ってもらう
- 環境の再評価：自分の行動の周囲への影響を考えてもらう
- 自己の再評価：行動変容した後の自分を思い描いてもらう
- 社会的解放：健康的な生活に役立つ社会的環境の情報提供をする

『行動への働きかけ』

- コミットメント：行動変容への決意表明と自信を持ってもらう
- 行動置換：不健康な行動を健康な行動に替えてもらう
- 援助関係の利用：周りからのサポートを求めて利用してもらう
- 強化マネジメント：うまく行動変容ができた場合の褒美を考えてもらう
- 刺激の統制：健康によい環境を整えてもらう

　ステージに合わせた働きかけの方法については，一般的に次のような図にまとめられています．大まかに言うと，対象者が行動に移っていない段階では「考えへの働きかけ」

を，行動に移った段階では「行動への働きかけ」を行うとよいということです（ただし，「社会的解放」については，特定のステージに当てはまるかどうかはっきりしないと言われているので，状況に応じて使われるとよいと思います）．

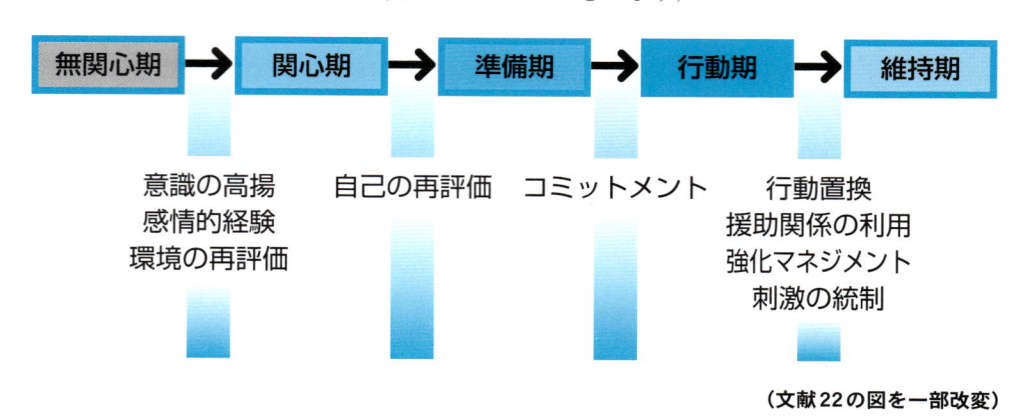

```
無関心期 → 関心期 → 準備期 → 行動期 → 維持期
           ↓         ↓        ↓         ↓
         意識の高揚  自己の再評価  コミットメント  行動置換
         感情的経験                          援助関係の利用
         環境の再評価                        強化マネジメント
                                            刺激の統制
```

（文献22の図を一部改変）

（4）計画的行動理論

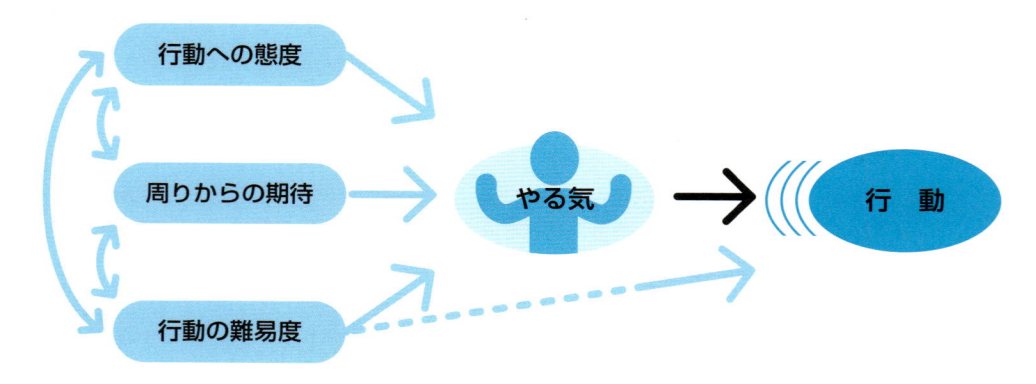

```
行動への態度 ─┐
              ↓
周りからの期待 → やる気 → 行動
              ↑
行動の難易度 ─┘
```

（文献23の図を一部改変）

　計画的行動理論では，人がある行動をとるようになるためには，近い将来その行動をしようと思う「やる気」が必要だと考えます．この「やる気」に影響するものとして以下の3つがあります[23]．

① 行動への態度：その行動を行うことを本人がどれぐらい好ましいことだと思っているのか．
② 周りからの期待：自分にとって重要な家族や友人が，その行動をとることについてどう思っていると考え，その期待にどれぐらい応えたいと思うか．
③ 行動の難易度：その行動の難易度をどう考えるか．

計画的行動理論では，人は，ある行動を行うことはよいことだと考え，自分にとって重要な人々がその行動を行うべきだと思っていると感じ，その期待に応えたいと思い，その行動を行うことはそれほど難しくないと感じる時に，その行動へのやる気が高まると考えます．

　図の中の言葉は以下のような専門用語で表されます．
やる気：行動意思
行動への態度：行動への態度（そのまま）
周りからの期待：主観的規範
行動の難易度：行動コントロール感

(5) ストレスとコーピング

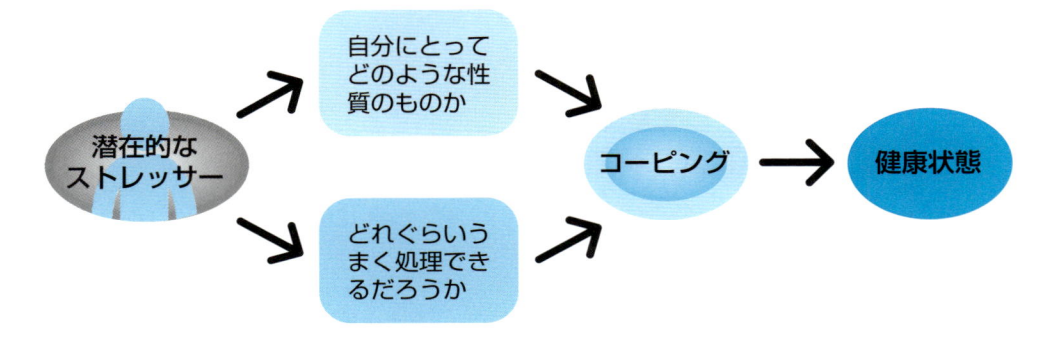

（文献24の図を一部改変）

ストレスとコーピングの基本的な考え方は，以下のようにまとめることができます．

① どんな事柄でも人によってストレスの基（ストレッサー）になり得る：
　すべての事柄は潜在的なストレッサーであるということです．ある事柄がその人にとってどれぐらいのストレッサーになるかは，その人がその事柄を自分にとってどのような性質のものだと考えるか（例えば，自分にとって無関係，好ましい，脅威であるなど），また，それをどれぐらいうまく処理できると思うかによって決まると考えられます[25]．
② その事柄に対する対処（コーピング）の方法によって健康状態が左右される：
　ストレッサーに対する対処（コーピング）の方法が，アルコールをたくさん飲むとか，やけ食いをするといった不健康なものである場合には，健康状態に悪影響を及ぼすことになります．

　ストレッサーにうまく対処しようとするコーピングは，以下の2つに大きく分けられます[26]．

① 問題焦点コーピング：ストレッサーそのものに焦点を当てるもの

② 情動焦点コーピング：ストレッサーへの感じ方や考え方に焦点を当てるもの

　ストレスとコーピングを考える場合には，対象者にとってのストレッサーが何なのか，それをどうとらえて，どのように対処しているのかといったことがポイントになります．

　図の中の言葉は以下のような専門用語で表されます．
自分にとってどのような性質のものか：**一次評価**
どれぐらいうまく処理できるだろうか：**二次評価**

（6）ソーシャルサポート（社会的支援）

　ソーシャルサポートとは，社会的な関係の中でやりとりされる支援のことで，健康に関する行動，セルフケア，治療などへのアドヒアランス*を高めたり，ストレッサーの影響を和らげる働きがあると考えられます．
*アドヒアランスとは，"患者が，いったん了承した治療法をほとんど監視なしで継続する度合い"[27]のことをいいます．

　ソーシャル・サポートの種類は以下の2つに大きく分けられます[28]．

① 情緒的サポート：気持ちの上でのサポート（共感，励まし，愛情，信頼など）
② 手段的サポート：具体的な形で表されるサポート

　ソーシャルサポートを考える場合には，対象者がどんなサポートを必要としているのか，そのサポートをいつ誰が提供するのかがポイントになります．

（7）コントロール所在

　健康に関するコントロール所在とは，健康になるかどうかを決める（コントロールする）力がどこにあると考えるかをいい[29]，以下の2つに大きく分けられます[30,31]．

① 内的コントロール所在：健康は自分の行動によって決まると考える傾向
② 外的コントロール所在：健康は強力な他者や運によって決まると考える傾向

　健康に関するコントロール所在を考える場合には，対象者のコントロール所在の傾向に合わせた働きかけを行うことがポイントになります．

3-2 目的と目標の設定

　健康教育プログラムを計画する際には，その目的と目標をはっきり決める必要があります．はっきりとした目的や目標があると，プログラムが目指すものがより明確になり，スタッフの意思統一が図りやすく，プログラムの実施後に評価をする場合の基準にもなるからです．

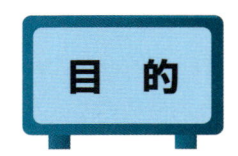

目 的

　目的とは，そのプログラムが目指す長期的な結果を，広い意味で時間的に制約のない形で表したものと言えます[32]．

目的の例：ある県の肺癌による死亡率を減らす．

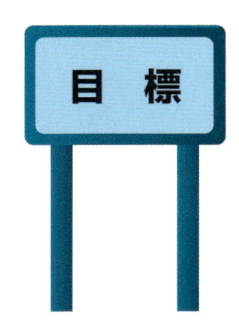

目 標

　目標とは，プログラムが目指す結果を，目的よりもより短期的で具体的な形で表したものと言えます．目標については，"誰が，いつまでに，どのような変化を，どれぐらい経験するのか"ということを明らかにする必要があります[33]．目標が達成されることで，プログラムの目的の達成につながることになります．

目標の例：○○年までに成人男性の喫煙率を現在の○%から○%までに減らす．

　ところで，"誰が，いつまでに，どのような変化を，どれぐらい経験するのか"というプログラムの目標は，何を基準にして決めるとよいのでしょうか．
　目標を設定する場合には，対象としている問題や対象者に関するデータを基に，現実的なものを設定する必要があると言われていますが[34]，Greenらはプログラムの目標設定の基準について，以下のようないくつかの方法を挙げています[33]．

任意的基準（arbitrary standards）：プログラムの立案者などがはっきりとした根拠を持たずに決める基準のこと．
科学的基準（scientific standards）：過去に行われたいくつかのプログラムについての論文を系統的にレビューして，その平均的な結果から求めるもの．
歴史的基準（historical standards）：同じプログラムの昨年の結果に基づくもの．
規範的基準（normative standards）：他の同じような組織やコミュニティーで行われたプログラムの結果に基づくもの．
折衷的基準（compromise standards）：プロフェッショナルな組織や学会で支持されているものや，経験豊富な管理者，研究者，実践家からの意見に基づいてコンセンサスが得られたもの．

3-3 対象者の細分化

1. 対象者の細分化とは

　人によってニーズや欲求，価値観，ものの考え方や感じ方はさまざまです．それぞれの人のニーズや価値観に合った形で行動（「製品」）を勧めた方が，それが採用される可能性が高くなると考えられます．

　ターゲットとなる対象者に保健スタッフが勧める行動を採用してもらうためには，その行動を採用することによって，対象者のニーズが満たされる必要があります．そのための最善の方法は，一人一人の異なるニーズや条件に合わせて各個人に合ったやりかたで働きかけをすることです．しかし実際問題として，公衆衛生の分野で多くの対象者に対してこのようなことを行うことは不可能な場合が多いと思います．そこで次善の策として，対象者を特定のメッセージに同じように反応する似た者同士のグループに分けて[6]，グループごとに働きかけることによって，プログラムの効果をアップさせることができると考えます．

　マーケティングの分野では，"マーケティング・ミックスに対して類似の反応を示すような同質的な市場部分に分解すること"[35]を「市場の細分化」（マーケット・セグメンテーション）といいます．

　それぞれのセグメントは，彼らが最も引きつけられる利益，彼らが喜んで支払うコスト，サービスを受ける場所として最も適切な場所，彼らが好むプロモーションの方法などが異なる可能性があるということです[36]．

　このことは，セグメントごとで，後で説明する"4つのP"のプロダクト，プライス，プレイス，プロモーションの1つ以上について，異なる考慮や工夫が必要であるということを示しています．"4つのP"をうまく組み合わせる必要があるということも，このことから理解することができます．

　例えば，喫煙率を下げることを目的にした健康教育プログラムを考える際でも，考えられる対象者は以下のようにさまざまです[37]．

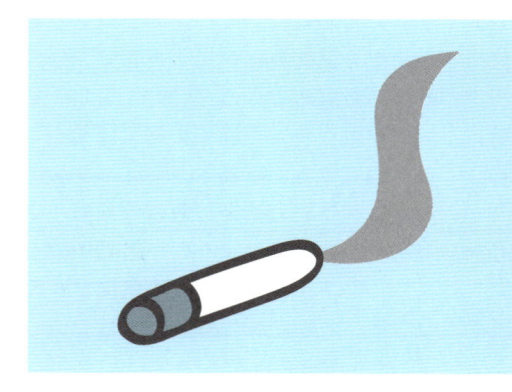

> 非喫煙者
> 10代の男性喫煙者
> 10代の女性喫煙者
> すべての成人喫煙者
> 若い成人喫煙者
> 高齢の成人喫煙者
> すべての年齢のヘビースモーカー
> 妊婦や避妊薬を服用している女性

喫煙率を下げるための効果的なプログラムを考える場合に，これらのグループによってそのニーズや価値観，禁煙や健康に対する態度や信念，タバコを吸っている理由や禁煙を妨げている要因などが異なる可能性があります．そこで，プログラムの内容やメッセージの提供方法などについて，対象者に合わせてさまざまな点でアプローチの方法を変える方が効果的であると考えられます．

2．対象者の細分化の実際

　それでは，実際に対象者を細分化する場合に，どのような項目によってグループ分けするとよいのでしょうか．商業分野のマーケティングで市場の細分化の際に用いられる項目としては，大きく分けて以下の4つがあります[38,39]．

> ① 地理的要素：地域，市町村など
> ② 人口統計学的要素：性別，年齢，所得，教育など
> ③ 心理的要素：社会的地位，生活様式など
> ④ 行動的要素：製品の購入理由，使用目的，使用頻度など

　上に挙げたような項目が人によって違うと，対象者のニーズや欲求，製品を購入する上での利益や障害などが異なる可能性が考えられます．最も重要な細分化の基準を決めるためには，対象者が勧められる行動を採用するかどうかを決める上で最も重要な要因について考慮しなくてはなりません[6]．

　Kotlerら[40]は，ソーシャル・マーケティングで対象者を細分化する場合には，勧める行動に対する態度や信念，現在の行動の実施状況といった行動に関する要因によってまずグループ分けをし，それから他の要因（例えば性別や年齢など）によって分けていくことを勧めています．

　例えば，喫煙者への禁煙キャンペーンを考える場合に，まず，禁煙に関して対象者を変化のステージモデルの「無関心期」から「維持期」まででステージ分類し，さらに性別と年齢で分けると以下のようになります．

ステージ	無関心期		関心期		準備期		行動期		維持期	
性別	男	女	男	女	男	女	男	女	男	女
年齢										
10～20代										
30～40代										
50～60代										
70代～										

禁煙に関する変化のステージと性別，年齢で分けただけでも，セグメント（表の中のマス目）の数は40個にもなってしまいます．しかし，上のように年齢や性別で必ず分けなくてはいけないということではなく，例えば，プロダクト，プライス，プレイス，プロモーションについて考える場合に，"4つのP"の組み合わせに同じように反応すると考えられ，似た者同士としてくくることができると判断した場合には，年齢による分け方の幅をもう少し大きくとったり，性別による細分化を行わないという判断もあり得るわけです．

　公衆衛生分野へのソーシャル・マーケティングの応用に関する最近の流れとしては，対象者の細分化に際して変化のステージモデルを使用するようになってきていることと，セグメントごとの特定のニーズに合った健康メッセージを作るために，行動に関する理論を用いるようになったことなどが挙げられます[41]．

3．資源の配分と戦略の分化について

　それでは，対象者をグループ分けした後に，限られた資源（予算や人員，時間など）をどのようにグループに割り振ればよいのでしょうか．
資源の割り振りの方法について，Weinreichは以下の3つの方法を挙げています[6]．

① すべてのセグメントに同量の資源を割り振る

② それぞれのセグメントに異なった量の資源を割り振る

③ 鍵となる1つか少数のセグメントのみにすべての資源を割り振る

　どの方法を選ぶかは一概には言えませんが，Weinreichは，中ぐらいのサイズのプログラムでは現実的には1つから3つのセグメントに取り組むことができ，もっと資源の少ないプログラムでは，最良の結果を得るために1度に1つのセグメントに焦点を絞るべきだと言っています[6]．
　また，資源の割り振りで優先されるべきグループというのは，よりハイリスクで，プログラムにアクセスしやすく，そのプログラムによって行動変容が起こりやすいグループであるとも言っています[6]．
　資源の配分や，セグメントごとの戦略の分化を考える場合の基準として，Andreasenは以下の9つの項目を挙げています[42]．

① セグメントのサイズ：潜在的な対象者がどれぐらいいるのか．
② 問題の広がり：問題となっている行動を行っている人や，勧める行動を行っていない人はどれぐらいいるのか．
③ 問題の重大性：他のセグメントと比べて問題が大きいと思われるのか．

> ④ 無防備（状態）(defenselessness)：その問題を健康教育プログラムなしで自分自身で解決する能力が，他のセグメントよりも少ないのか．
> ⑤ 到達可能性：そのセグメントに到達する（アクセスする）ことの難易度はどうか．
> ⑥ 一般的な反応性：介入に対する行動変容の準備状態が，他のセグメントと比べてどれぐらいできているのか．
> ⑦ 増大するコスト：セグメントごとに異なった戦略を用いることで，どれぐらいコストが増大するのか．
> ⑧ マーケティング・ミックスへの反応性：セグメントごとで，異なるマーケティング・ミックスへの反応性にどれぐらい違いがあるのか．
> ⑨ 組織の能力：セグメントごとに異なった戦略を計画し実施する能力が，組織にどれぐらいあるのか．

資源の配分について検討する場合は，項目の①〜⑥より総合的に判断することになります[42]．

戦略の分化について考える場合には，項目の⑦〜⑨が参考になります[42]．具体的には，セグメントごとに異なる戦略を用いるためのコストの増大が許容範囲で，セグメントにより異なるマーケティング・ミックスへの反応性の違いが大きく，組織に戦略を分化する能力がある時に行うとよいと考えられます．またその場合，セグメントごとに異なる戦略を行うことのメリットが得られるに十分なだけ，それぞれのセグメントが大きい必要があります．

3-4 マーケティング・ミックスの策定

マーケティング・ミックスとは，保健スタッフが勧める行動を対象者に採用してもらうために利用できる道具（ツール）のことで，"4つのP"と呼ばれ[43]，以下のものが含まれます．

プロダクト（**P**roduct）：製品
プライス（**P**rice）：価格，代償，コスト
プレイス（**P**lace）：場所，流通
プロモーション（**P**romotion）：宣伝，販売促進

ソーシャル・マーケティングの戦略としては，対象者のニーズと欲求を満たすように，プロダクト，プライス，プレイス，プロモーションというマーケティング・ミックスの"4つのP"をうまく組み合わせることが必要です[44]．また，ターゲットにするセグメントごとにマーケティング・ミックスの適切な組み合わせを検討する必要があります．

以下に，"4つのP"のそれぞれについて詳しく見ていきたいと思います．

プロダクト（Product）：製品

　ソーシャル・マーケティングのプロダクトとは，保健スタッフの皆さんが対象者に採用してもらいたいと考える行動のことです[45]．特に，公衆衛生分野のプロダクトは，一般的に以下の3つの状態のどれかにあると言われています[46]．

① **ネガティブな需要**：対象者はそのプロダクトを好まず，それを手にいれるのに代償を払いたがらない（公衆衛生分野のプロダクトの多くはこの状態にあると考えられます）．
② **需要がない**：対象者は単純にそのプロダクトに興味がない．
③ **不健康な需要**：保健スタッフから見れば不健康で望ましくないと思われるものだが，対象者からみれば高い需要がある（例えば，喫煙行動がこれに相当します）．

　勧める行動に対する対象者の需要が上記3つのような状況で，保健スタッフは対象者に行動の採用を働きかけなくてはいけません．そのため，健康教育プログラムに関しては，対象者に対する調査を行い，周到な準備をし，どうしたら勧める行動を採用してもらえるかということについて，工夫と作戦を考える必要があります．

　また，一般的にソーシャル・マーケティングのプロダクトは，以下の3つのレベルに分けることができると言われています[47]．

核となるプロダクト：対象者が行動を採用することで得られる利益のこと

実際のプロダクト：保健スタッフが対象者に勧める行動そのもの

付随するプロダクト：健康教育プログラムの要素として，行動変容をサポートするものやサービスのこと（これには行動変容を促すソーシャルサポートや褒美なども含まれます）

　「核となるプロダクト」と「実際のプロダクト」の違いを説明する例として，アメリカに本社のある化粧品メーカーの創業者の以下のような言葉があります．

> 　われわれは工場では化粧品を作っているが，店では希望を売っている[48]

　この場合の「実際のプロダクト」は「化粧品」ですが，「核となるプロダクト」は「希望」ということになります．
　健康教育プログラムで対象者に勧める行動は「実際のプロダクト」ですが，本当に対象者が求めていることは，その行動を採用することで得られる「核となるプロダクト」だと言えます．
　「核となるプロダクト」は対象者が行動を採用することで得られる利益のこと[47]ですが，人によってその利益は違うと考えられます．「定期的に運動をする」ということを

例にとっても，追い求める「核となるプロダクト」は生活習慣病の予防であったり，スマートになることであったり，人によって違うわけです．その意味で，成功するヘルスプロモーションを行うためには，新しい行動を採用することに対象者が追い求める利益を含めることが大事だと言われています[44]．

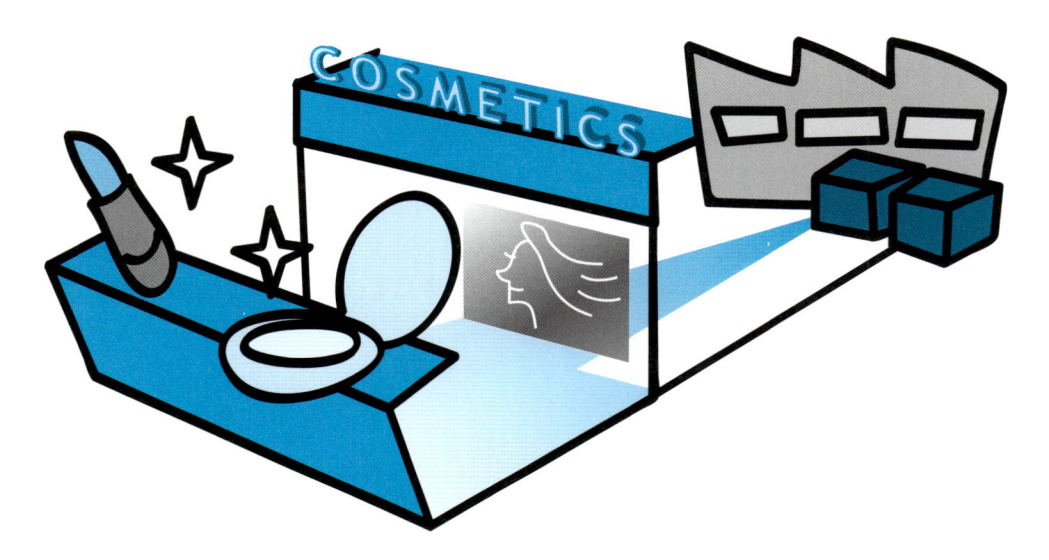

　また，Siegelら[1]は，人々が最も価値を置くことは健康そのものではなく，健康であることによって得られる最も基本的なニーズや欲求である自由，独立，自律，生活に対するコントロールであり，健康そのものは保健スタッフが提供すべき最も効果的なプロダクトではないと言っています．保健スタッフが勧める行動を対象者に採用してもらうためには，その行動を採用することによって得られる利益が，対象者の核となる価値に訴えるものであることが必要だということです[1]．

　例えば，対象者に運動を勧める場合に，対象者が「家族」というものに高い価値を置いている場合は，運動をすることが家族に対してもよい影響を与えるとか，運動により健康が得られる結果，家族との健やかな生活が長く楽しめるという点を強調することも一つの方法です．ここでは，保健スタッフが勧める行動それ自体は目的ではなく，対象者が求めるニーズを満たすための手段であるという考え方が重要になってきます[49]．

　また，Siegelら[1]は，行動変容がターゲットとなる対象者の核となる価値を満たすものであることを示すだけではなく，保健スタッフが勧める行動と競争する行動が，彼らの基本的なニーズや欲求と争うものであることを示す必要があるとも言っています．これを禁煙キャンペーンを例にして考えてみると，禁煙をすることと競争する行動はタバコを吸うことですので，対象者が「家族」というものに高い価値を置いている場合は，タバコを吸うことが家族に好ましくない影響を与えることや，タバコを吸い続けることで健康が損なわれることが，家族との健やかな生活に影響するというメッセージを送る必要も考慮すべきであるということになります．

　保健スタッフが対象者に勧める行動（「実際のプロダクト」）を対象者が採用することで得られる利益（「核となるプロダクト」）については，形成的研究（フォーマティブ・

リサーチ）の質的研究において，フォーカス・グループなどで明らかにすることができます．この利益は対象者によってさまざまであると考えられます．対象者の「核となるプロダクト」を明らかにすることで，保健スタッフが勧める行動（「実際のプロダクト」）を採用すれば，対象者が求める価値や利益（「核となるプロダクト」）が得られるのだというメッセージのもと，行動を勧めることが可能になります．

　また，対象者にある行動を勧める場合には，その行動の競争相手についても考える必要があります．行動というものは真空状態で起きるのではなく，必ず選択の余地のある競争する行動の中から選ばれるという側面があるからです[50]．タバコをやめるという行動には，タバコを吸い続けるという競争する行動があるわけです．なぜ対象者は保健スタッフが勧める行動よりもその行動を好むのかということや，競争する行動のもたらす利益について知ることも，今後の戦略を考える上で必要になってきます．これについてもフォーカス・グループなどによって明らかにすることができます．

　以上から，プロダクトについて考えなくてはいけないことは，以下のようにまとめることができます[34, 51]．

① 保健スタッフが勧める行動（プロダクト）を対象者が採用することで得られる利益は何か．
② その利益は対象者が本当に価値を置くニーズや欲求につながっているのか．
③ 保健スタッフが勧める行動と競争する行動は何か．なぜ対象者はその競争行動の方を好むのか．

プライス（Price）：価格，代償，コスト

　プライスとは，対象者がその行動を採用するために引き渡さなくてはいけないもののことです[45]．言い換えると，プライスとは，保健スタッフが勧める行動を採用することと交換に対象者が払うコストのことです．健康教育プログラムにおいて対象者が払うコストはお金のこともありますが，時間，努力，今までのライフスタイルや心理的なものなどの方が多いと思われます[51]．

　対象者が行動を採用する上で払うコストであるプライスや，対象者がその行動を採用するのを阻んでいる他の要因は対象者によって異なると考えられますので，これらも形成的研究におけるフォーカス・グループなどによって明らかにすることができます．プライスに関する戦略としては，いかに対象者が感じているプライスを減らすことができるかということになります．行動を採用する上でのコストをゼロにすることは難しいと思いますが，対象者がその行動を採用する利益がコストを上回っていると感じるか，あるいはその利益を得るためにはこれぐらいのコストは妥当であるというように感じてもらう必要があるわけです．また，行動を採用することの障害となっている要因をいかにして減らすかということも，健康教育プログラムの内容などを考える上で重要になってきます．

プロダクトとプライスに関してポジショニングの立場からまとめると，保健スタッフが勧める行動が，競争する行動と比べて対象者の心の中でよりよい位置を占めるようにするには，以下の4つの戦略が考えられます[52]．

① 勧める行動の利益を強める
② 勧める行動のコストを減らす
③ 競争行動の利益を減らす
④ 競争行動のコストを増やす

プレイス（Place）：場所，流通

　プレイスとは，対象者にとってどこでその行動が利用可能かということを示します[45]．また，製品を販売したり，アイデアを伝えるためのチャンネルのこともいいますが[53]，ソーシャル・マーケティングでいうプレイスとは，保健スタッフが勧める行動を対象者がいつどこで行うのか，また，それに関連する物やサービスをいつどこで受けるのかということを示します[54]．

　プレイスについて考える場合には，プロダクトとそれに関連する物やサービスが，対象者にとってできるだけアクセスしやすい状況にすることが必要です．健康教育プログラムの場所というのは，例えばそのプログラムが催される職場や学校，地域の保健センターや病院などが含まれることになります．プレイスの戦略としては，物理的なロケーション，時間，雰囲気，待ち時間，駐車場なども含まれます[54]．健康教育プログラムをある場所で行う場合は，その場所や実施時間が対象者にとってできるだけアクセスしやすいものにすることが必要だということです．
　また，健康教育プログラムに関連した宣伝やマテリアル（ポスターやチラシなど）についても，マテリアルをどこに貼ったり，どこで配るのが最も効果的かを考える必要があります．そのためには，例えばフォーカス・グループによって，対象者が普段よく訪れる場所について尋ねることで，有用な情報が得られることになります．

プロモーション（Promotion）：宣伝，販売促進

　ソーシャル・マーケティングでいうプロモーションとは，勧める行動を対象者にとって親しみやすく，受け入れられやすく，望ましいと思われるようにするコミュニケーションの戦略のことをいい[55]，勧める行動が対象者に採用されるのを促進する手段のことを指します[56]．
　具体的なプロモーションの方法としては，広告やメディアの利用，イベントやエンターテインメント[51]の他に，場合によっては，コンテストの実施や望ましい行動をとった対象者への褒美[57]（例えば，記念品や賞品などの特典）など，いくつかのコンビネーシ

ョンを通じてコミュニケーションすることが挙げられます[51]．

　また，最も効果的なコミュニケーションは，多くのチャンネル（媒体）を使った何回も繰り返されるメッセージだと考えられます[58]．

　どういうプロモーションを好むかは対象者によって異なると考えられますので，勧める行動を対象者が採用するのを促進するために，どんなプロモーションが適切であるかについても，やはりフォーカス・グループなどによって情報を得ることができます．

　ポスターやチラシなどによるプロモーションのメッセージは，注意を引きつけ（Attention），興味を抱かせ（Interest），欲求を喚起し（Desire），行動を起こさせる（Action）ものでなくてはなりません[59]．これをプロモーションのAIDAモデルといいます．AIDAというのはAttention（注意），Interest（興味），Desire（欲求），Action（行動）のそれぞれの頭文字を取ったものです．これは，人の**行動**が変わるためには，行動を変えたいという**欲求**が必要だという前提に則っていて，そのような欲求はプログラムに含まれている考えに**興味**を抱いたときにのみ生じ，その興味は個人の**注意**を引きつけることによって生まれると考えられます[60]．

　第1章で，商業分野のマーケティングを考える場合には"4つのP"をうまく組み合わせる必要があり，"4つのP"の1つのPだけがよくても製品は必ずしも売れないということを説明しました．保健分野のソーシャル・マーケティングについても同様のことが言えます．つまり，対象者に勧める行動を採用してもらうためには，"4つのP"をうまく組み合わせることが必要で，"4つのP"の1つのPだけがよくても，必ずしも対象者に行動は採用されないということです．このことは以下のように説明することができます．

プロダクト（勧める行動）だけが対象者の求める価値に合致する場合：
　行動を採用する上での代償（プライス）が非常に大きかったり，健康教育プログラムや関連するサービスにアクセスしにくかったり（プレイス），宣伝や行動の採用を促進させる工夫（プロモーション）がうまくされなかったりする場合は，行動の採用はあまり期待できないと思われます．

プライス（代償）だけが少ない場合：
　勧める行動（プロダクト）が対象者の求める価値に合致していなかったり，健康教育プログラムや関連するサービスにアクセスしにくかったり（プレイス），宣伝や行動の採用を促進させる工夫（プロモーション）がうまくされなかったりする場合は，行動の採用はあまり期待できないと思われます．

プレイス（場所）について，健康教育プログラムや関連するサービスへのアクセスだけがしやすい場合：
　勧める行動（プロダクト）が対象者の求める価値に合致していなかったり，行動を採用する上での代償（プライス）が非常に大きかったり，宣伝や行動の採用を促進させる工夫（プロモーション）がうまくされなかったりする場合は，行動の採用はあまり期待できないと思われます．

プロモーション（宣伝や行動採用を促進させる工夫）だけが盛んに行われる場合：

　勧める行動（プロダクト）が対象者の求める価値に合致していなかったり，行動を採用する上での代償（プライス）が非常に大きかったり，健康教育プログラムや関連するサービスにアクセスしにくかったり（プレイス）する場合は，行動の採用はあまり期待できないと思われます．

　以上より，健康教育プログラムにおける適切な"4つのP"の組み合わせを考える場合には，プロダクトが対象者のニーズを満たすことができるような形で，できるだけ少ないプライスと，できるだけアクセスしやすいプレイスで，対象者が惹きつけられるプロモーションのもとで提供する必要があると言えます．

まとめ

　健康教育プログラムを計画するためには，形成的研究において，保健スタッフが勧める行動に対して対象者がどう考え，どう感じているのか，また，その行動を妨げていることや彼らが価値を置いていることなどを調べる必要がある．その際に用いられる代表的な方法としてフォーカス・グループが挙げられる．

　また，人が健康によい行動を行うようになるために必要な条件を考える場合には，幾つかの健康行動理論が参考になる．

　実際のプログラムの計画においては，その目的と目標の設定，対象者の細分化，資源の配分，セグメントごとの戦略の分化，マーケティング・ミックスの策定などが必要になる．

■ 文　献

1) Siegel M, Doner L：Marketing social change—an opportunity for the public health practitioner. In M Siegel, L Doner, Marketing public health：strategies to promote social change. Gaithersburg, MD：Aspen Publishers, pp.42-69, 1998.
2) Witte K, Meyer G, Martell D：Starting out the right way：formative research. In K Witte, G Meyer, D Martell：Effective health risk messages：a step-by-step guide. Thousand Oaks, CA：Sage Publications, pp.49-66, 2001.
3) Bryant C：Social marketing：a tool for excellence. Paper presented at the 8th Annual Conference on Social Marketing in Public Health, Clearwater Beach, Fl, 1998.
4) Siegel M, Doner L：Formative research. In M Siegel, L Doner, Marketing public health：strategies to promote social change. Gaithersburg, MD：Aspen Publishers, pp.261-311, 1998.
5) Weinreich NK：Formative research in social marketing. In NK Weinreich, Hands-on social marketing：a step-by-step guide. Thousand Oaks, CA：Sage Publications, pp.27-30, 1999.
6) Weinreich NK：Segmenting the target audience. In NK Weinreich, Hands-on social marketing：a step-by-step guide. Thousand Oaks, CA：Sage Publications, pp.51-66, 1999.
7) キャサリン・ホープ，ニコライ・メイズ（編），大滝純司（監訳）：2. 保健・医療の研究における質的面接法．質的研究実践ガイド 保健・医療サービス向上のために．医学書院，pp.18-25, 2001.

8) 當山紀子,渡邊雅行,中村安秀:フォーカス・グループ・ディスカッションによるニーズ把握の技法.保健婦雑誌 57 (8):602-608, 2001.
9) Krueger RA, Casey MA:Overview of focus groups. In RA Krueger, MA Casey, Focus groups:a practical guide for applied research. (3rd ed), Thousand Oaks, CA:Sage Publications, pp.3-19, 2000.
10) 高山忠雄,安梅勅江:第1章 グループインタビュー法の意味.グループインタビュー法の理論と実際.川島書店, pp.11-18, 1998.
11) キャサリン・ホープ,ニコライ・メイズ(編),大滝純司(監訳):3.保健・医療の現場を探るフォーカスグループ.質的研究実践ガイド 保健・医療サービス向上のために.医学書院, pp.26-34, 2001.
12) 藤内修二:地域把握のためのフォーカス・グループ・インタビューの利用.保健の科学 43 (3):204-209, 2001.
13) Thackeray R, Neiger BL:Establishing a relationship between behavior change theory and social marketing:implications for health education. Journal of Health Education 31 (6):331-335, 2000.
14) 松本千明:第1章 健康信念モデル(ヘルス・ビリーフ・モデル).医療・保健スタッフのための 健康行動理論の基礎 生活習慣病を中心に.医歯薬出版, pp.1-14, 2002.
15) Rosenstock IM:Historical origins of the health belief model. Health Education Monographs 2 (4):328-335, 1974.
16) Bandura A:Theoretical perspectives. In A Bandura, Self-efficacy:the exercise of control. New York, NY:W.H. Freeman and Company, pp.1-35, 1997.
17) Bandura A:Sources of self-efficacy. In A Bandura, Self-efficacy:the exercise of control. New York, NY:W.H. Freeman and Company, pp.79-115, 1997.
18) Prochaska JO, Velicer WF:The transtheoretical model of health behavior change. American Journal of Health Promotion 12 (1):38-48, 1997.
19) Prochaska JO, Norcross JC, Fowler JL, Follick MJ, Abrams DB:Attendance and outcome in a work site weight control program:processes and stages of change as process and predictor variables. Addictive Behavior 17 (1):35-45, 1992.
20) Greene GW, Rossi SR, Rossi JS, Velicer WF, Fava JL, Prochaska JO:Dietary applications of the stages of change model. Journal of the American Dietetic Association 99 (6):673-678, 1999.
21) Marcus BH, Rossi JS, Selby VC, Niaura RS, Abrams DB:The stages and processes of exercise adoption and maintenance in a worksite sample. Health Psychology 11 (6):386-395, 1992.
22) Rossi SR, Rossi JS, Rossi-DelPrete LM, Prochaska JO, Banspach SW, Carleton RA:A process of change model for weight control for participants in community-based weight loss programs. The International Journal of the Addictions 29 (2):161-177, 1994.
23) Ajzen I:From intentions to actions. In I Ajzen. Attitudes, personality, and behavior. Chicago, IL:The Dorsey Press, pp.112-145, 1988.
24) Lerman C, Glanz K:Stress, coping, and health behavior. In K Glanz, FM Lewis, BK Rimer (eds), Health behavior and health education:theory, research, and practice. (2nd ed), San Francisco, CA:Jossey-Bass, pp.113-138, 1996.
25) Lazarus RS, Folkman S:Stress, appraisal, and coping. New York, NY:Springer, 1984. 本明寛,春木 豊,織田正美(監訳):第2章 認知的評価のプロセス.ストレスの心理学—認知的評価と対処の研究.実務教育出版, pp.25-51, 1991.
26) Folkman S, Lazarus RS:An analysis of coping in a middle-aged community sample. Journal of Health and Social Behavior 21 (3):219-239, 1980.
27) ナース版 ステッドマン医学辞典.メジカルビュー社, 1998.
28) 桑原ゆみ,工藤禎子,深山智代:糖尿病とともに生きる人々のソーシャルサポートに関する研究動向.北海道医療大学看護福祉学部紀要 No.7:49-59, 2000.

29) Rotter JB：Generalized expectancies for internal versus external reinforcement. Psychological Monographs 80（1, Whole no. 609）, 1966.
30) Lefcourt HM：Social learning theory：a systematic approach to the study of perceived control. In Herbert ML（ed）, Locus of control：current trends in theory and research.（2nd ed）, Hillsdale, NJ：Lawrence Erlbaum Associates, pp.32-41, 1982.
31) Wallston KA, Wallston BS, Devellis R：Development of the multidimensional health locus of control（MHLC）scales. Health Education Monographs 6 (2)：160-170, 1978.
32) Deeds SG：The health education specialist：self-study for professional competence. Los Alamitos, CA：Loose Canon, 1992.
33) Green LW, Kreuter MW：Evaluation and the accountable practitioner. In LW Green, MW Kreuter, Health promotion planning：an educational and ecological approach.（3rd ed）, Mountain View, CA：Mayfield Publishing Company, pp.218-261, 1999.
34) Weinreich NK：Strategy development. In NK Weinreich, Hands-on social marketing：a step-by-step guide. Thousand Oaks, CA：Sage Publications, pp.67-78, 1999.
35) 沼上　幹：第2章　ターゲット市場の選定．わかりやすいマーケティング戦略．有斐閣アルマ, pp.41-68, 2000.
36) Forthofer MS, Bryant CA：Using audience-segmentation techniques to tailor health behavior change strategies. American Journal of Health Behavior 24 (1)：36-43, 2000.
37) Rados DL：Advertising in the social sector. In SH Fine（ed）, Marketing the public sector：promoting the causes of public and nonprofit agencies. New Brunswick, NJ：Transaction Publishers, pp.140-153, 1992.
38) フィリップ・コトラー, ゲイリー・アームストロング（著）, 和田充夫, 青井倫一（訳）：2章　戦略計画と組織におけるマーケティングの役割．新版　マーケティング原理―戦略的行動の基本と実践―．ダイヤモンド社, pp.32-70, 1995.
39) フィリップ・コトラー, エデュアルド・L・ロベルト（著）, 井関利明（監訳）：第7章　社会的プロダクトのデザイン．ソーシャル・マーケティング―行動変革のための戦略―．ダイヤモンド社, pp.157-182, 1995.
40) Kotler P, Roberto N, Lee N：Selecting target markets. In P Kotler, N Roberto, N Lee, Social marketing：improving the quality of life.（2nd ed）, Thousand Oaks, CA：Sage Publications, pp.111-135, 2002.
41) Maibach E, Holtgrave DR：Advances in public health communication. Annual Review of Public Health 16：219-238, 1995.
42) Andreasen AR：Targeting your customer through market segmentation strategies. In AR Andreasen, Marketing social change：changing behavior to promote health, social development, and the environment. San Francisco, CA：Jossey-Bass, pp.173-197, 1995.
43) MaCarthy EJ：Basic marketing：a managerial approach.（13th ed）, Homewood, IL：Irwin, 1999.
44) Blair JE：Social marketing：consumer focused health promotion. AAOHN journal：official journal of the American Association of Occupational Health Nurses 43 (10)：527-531, 1995.
45) Weinreich NK：The social marketing mix. In NK Weinreich, Hands-on social marketing：a step-by-step guide. Thousand Oaks, CA：Sage Publications, pp.9-19, 1999.
46) Siegel M, Doner L：Marketing social change―a challenge for the public health practitioner. In M Siegel, L Doner, Marketing public health：strategies to promote social change. Gaithersburg, MD：Aspen Publishers, pp.29-41, 1998.
47) Kotler P, Roberto N, Lee N：Product：designing the market offering. In P Kotler, N Roberto, N Lee, Social marketing：improving the quality of life.（2nd ed）, Thousand Oaks, CA：Sage Publications, pp.189-211, 2002.

48) フィリップ・コトラー，ゲイリー・アームストロング（著），和田充夫，青井倫一（訳）：10章　製品，ブランド化，パッケージング，およびサービスに関する戦略．マーケティング原理―戦略的行動の基本と実践―．ダイヤモンド社，pp.312-361, 1995.
49) 嶋口充輝：プロローグ　マーケティングの本質とパラダイム・チェンジ．マーケティング・パラダイム：キーワードで読むその本質と革新．有斐閣，pp.1-32, 2000.
50) Weinreich NK：Analysis. In NK Weinreich, Hands-on social marketing：a step-by-step guide. Thousand Oaks, CA：Sage Publications, pp.31-50, 1999.
51) Siegel M, Doner L：Applying marketing principles to public health. In M Siegel, L Doner, Marketing public health：strategies to promote social change. Gaithersburg, MD：Aspen Publishers, pp.197-224, 1998.
52) McKenzie-Mohr D, Smith W：Fostering sustainable behavior. In D McKenzie-Mohr, W Smith, Fostering sustainable behavior：an introduction to community-based social marketing. Gabriola Island, BC：New Society Publishers, pp.1-17, 1999.
53) Montazeri A：Social marketing：a tool not a solution. Journal of the Royal Society of Health 117(2)：115-118, 1997.
54) Kotler P, Roberto N, Lee N：Place：making access convenient. In P Kotler, N Roberto, N Lee, Social marketing：improving the quality of life. (2nd ed), Thousand Oaks, CA：Sage Publications, pp.237-257, 2002.
55) Kotler P, Zaltman G：Social marketing：an approach to planned social change. Journal of Marketing 35：3-12, 1971.
56) フィリップ・コトラー，エデュアルド・L・ロベルト（著），井関利明（監訳）：第2章　社会変革のためのマーケティング・アプローチ．ソーシャル・マーケティング―行動変革のための戦略―．ダイヤモンド社，pp.27-70, 1995.
57) Andreasen AR：Social marketing：a powerful approach to social change. In AR Andreasen, Marketing social change：changing behavior to promote health, social development, and the environment. San Francisco, CA：Jossey-Bass, pp.1-33, 1995.
58) Andreasen AR：Bringing the customer to the door：creating active contemplation of new behaviors. In AR Andreasen, Marketing social change：changing behavior to promote health, social development, and the environment. San Francisco, CA：Jossey-Bass, pp.198-222, 1995.
59) フィリップ・コトラー，ゲイリー・アームストロング（著），和田充夫，青井倫一（訳）：16章　コミュニケーション戦略とプロモーション戦略．新版　マーケティング原理―戦略的行動の基本と実践―．ダイヤモンド社，pp.542-567, 1995.
60) Fine SH：Product management in social marketing. In SH Fine (ed), Marketing the public sector：promoting the causes of public and nonprofit agencies. New Brunswick, NJ：Transaction Publishers, pp.81-95, 1992.

第4章 健康教育プログラムの実施と評価

SOCIAL MARKETING

4-1 プログラムの実施

1. 事前テスト

　ソーシャル・マーケティングでは，プログラムを本格的に実施する前に事前テストをすることが勧められます．事前テストでは，プログラムの内容やマテリアル（ポスターやチラシなど）が本当に対象者のニーズに応えていて強く訴えるものになっているのか，こちらが意図した内容がきちんと伝わるかなどを，一部の対象者に実際に見てもらって調べることになります．改善の余地がある場合は，改良して更によいものにしてプログラムを実施する方が効果が期待できるからです．

　プログラムの内容やマテリアルに関する事前テストの結果，対象者からのフィードバックに基づいて，本格的なプログラムの実施に向けて改良を施します．この場合もあくまで対象者中心の姿勢を重視する必要があります[1]．

　この事前テストの方法としてもっとも一般的に用いられるのは，先に示したフォーカス・グループなどの質的研究です[2]．

2. モニタリング

　プログラムの実施に際し，プログラムが計画通りに行われているかを同時進行的にチェックするモニタリングが重要になります．というのも，プログラムは計画通りにはなかなか進まないことがあり，モニタリングをすることでプログラムがうまく行われていないことに気付き，できるだけ早く戦略を変更する行動をとることができるからです[1]．そのためには，モニタリングのためのシステム作りもする必要があります．

4-2 プログラムの評価

プログラムの評価項目として，ここでは以下の3つについて説明をしたいと思います．

> 1. プログラムのプロセス
> 2. プログラムの影響と結果
> 3. プログラムの効率

1. プログラムのプロセス評価

　プログラムは計画通りに実施されるという保証はありません．計画はすばらしくても，実際にはその通りにきちんと現場で行われないという可能性もあります．プロセス評価とは，計画通りに受け手にプログラムやサービスがきちんと行われたのかをアセスメントすることをいいます[3]．

　それでは，なぜこのプロセス評価が重要なのでしょうか．大きな理由の一つとして，もしもプロセス評価を行わないと，プログラムの結果が目標を達成できなかった場合に，プログラムが計画通りに実施されたのに目標を達成できなかったのか，そもそもプログラムが計画通りに行われなかったためなのかが分からなくなるからです．計画通りに実施されても目標を達成できなかった場合には，プログラムの内容の改善が必要になるでしょうし，プログラムが計画通りに実施されなかったために目標を達成できなかった場合は，プログラムの内容を実行可能な現実的なものにするか，プログラムを計画通りに実施するためにどうしたらよいかという点が今後の課題になります．

　ちなみに，プログラムが計画通りに実施されなかったのにプログラムの効果がないと決定してしまうことをType Ⅲエラーといいます[4]．Type Ⅲエラーについては次のような例を考えると分かりやすいと思います．例えば，高血圧の患者さんに降圧薬を処方したにも関わらず，患者さんが半分しか薬を飲んでいなかったとします．Type Ⅲエラーは，その場合に血圧が下がらないので，「この薬は効果がない」と判断してしまうことと似ています．薬が効かなかったのではなく，薬がきちんと飲まれていなかったことが問題なわけです．

2. プログラムの影響評価（インパクト評価）と結果評価（アウトカム評価）

　プログラムの影響評価と結果評価は，以下のように表されます．
　影響評価（インパクト評価）：プログラムが対象者の信念，態度，実際の行動や行動に影響する周りの環境に対して，どのような直接の効果を与えたかをアセスメントすること[5]．

結果評価（アウトカム評価）：プログラムが対象者の健康状態（例えば，死亡率や有病率など）や生活の質に対してどのような効果を与えたかをアセスメントすること[5]．

また，プログラムを評価する際には，当初意図していなかった副作用についても検討する必要があります[6]．

なお，学問的な背景の違いにより，研究者によって上記の影響評価と結果評価の内容を入れ替えて定義している場合や，両方を同じものとして取り扱っている場合もありますのでご注意ください．

3．プログラムの効率の評価

プログラムにはお金や人員，時間などさまざまな資源が必要です．同じ効果が得られるのであれば，かかるコストが少ないことに越したことはありません．このかかったコストと得られた効果のバランスをもとに評価することを，プログラムの効率の評価といいます．

代表的な評価方法としては以下の2つが挙げられます．

1）費用効果分析（cost-effectiveness analysis：CEA）
2）費用便益分析（cost-benefit analysis：CBA）

以下にそれぞれについてもう少し詳しく説明します．

費用効果分析（cost-effectiveness analysis：CEA）

費用効果分析とは，ある1単位の効果を得るのにそのプログラムでどれぐらいの費用がかかったのか，あるいは費用1単位あたりでどれぐらいの効果があったのかを調べることをいいます[7]．例えば，減量プログラムを実施した際に，参加者の体重を1kg減らすのにそのプログラムではどれぐらいの費用がかかったのか，あるいは費用1単位あたりでどれぐらいの体重減少が得られたかを調べるということです．

費用便益分析（cost-benefit analysis：CBA）

費用便益分析とは，プログラムの効果とプログラムでかかった費用を両方とも金額で評価して分析する方法をいいます[7]．費用便益分析はプログラムの効果とかかった費用の両方が金額で計算されるので，いろいろなプログラムの間で，どのプログラムがコストに対して効果が高いのかを比べることが可能になります．

しかし，実際にプログラムの効果をお金で換算するということは決して簡単なことではありません．例えば，先の例の減量プログラムで体重1kgの減量というのは，お金に換算していくらの効果になるのかということです．そのため，保健医療分野では費用便

益分析はその適用が限定されてしまうことが多いと言われています[7].

　上に挙げたプログラムの評価項目の他に，対象者の満足度についても調べる場合があります．それは，対象者が行動を採用した結果，満足感を感じていれば，その行動が持続される可能性が高くなると考えられるからです．対象者が行動を採用した結果，満足感を感じていない場合には，その原因を探り，少しでも満足感を覚えてもらうような工夫が必要となります．

　また，プログラム実施後に，対象者からのフィードバックを得る場合にも，フォーカス・グループなどが利用できます．

まとめ

　ソーシャル・マーケティングを応用したプログラムの実施の際には，まず事前テストでプログラムの内容やマテリアル（ポスターやチラシなど）が本当に対象者のニーズを満たしたり，対象者に受け入れられやすいものになっているかをフォーカス・グループなどを使って調べ，その結果に基づいて修正を行うことになる．プログラムの実施の際にはモニタリングも行う必要がある．

　プログラムの評価項目としては以下のものが挙げられる．1．プログラムのプロセス，2．プログラムの影響と結果，3．プログラムの効率．

■ 文　献

1) Andreasen AR：The social marketing strategic management process. In AR Andreasen, Marketing social change：changing behavior to promote health, social development, and the environment. San Francisco, CA：Jossey-Bass, pp.68-96, 1995.
2) Weinreich NK：Pretesting principles. In NK Weinreich, Hands-on social marketing：a step-by-step guide. Thousand Oaks, CA：Sage Publications, pp.125-128, 1999.
3) Scheirer MA：Designing and using process evaluation. In Handbook of practical program evaluation. JS Wholey HP Hatry, KE Newcomer (eds), San Francisco, CA：Jossey-Bass, pp.40-68, 1994.
4) Scanlon JW, Horst P, Nay JN, et al：Evaluability assessment：avoiding type III and IV errors. In GR Gilbert, PJ Conklin (eds), Evaluation management：a source book of readings. Charlottesville, VA, US Civil Service Commission, 1977.
5) Green LW, Kreuter MW：Evaluation and the accountable practitioner. In LW Green, MW Kreuter, Health promotion planning：an educational and ecological approach. (3rd ed), Mountain View, CA：Mayfield Publishing Company, pp.218-261, 1999.
6) Rossi PH, Freeman HE, Lipsey MW：Tailoring evaluations. In PH Rossi, HE Freeman, MW Lipsey, Evaluation：a systematic approach. (6th ed), Thousands Oaks, CA：Sage Publications, pp.37-77, 1999.
7) 武藤孝司，福渡　靖：第11章　健康教育の経済的評価．健康教育・ヘルスプロモーションの評価．篠原出版，pp.107-113, 1994.

Column　　イノベーションの普及

　保健スタッフの皆さんが対象者に採用してもらいたい考えや行動というものは，対象者にとっては馴染みがなく，目新しい場合もあるかと思います．個人や集団にとって，新しいものとして感じられる考えや行動，目的などのことを「イノベーション」（英語で「新しいもの」の意）といいます．

　「イノベーション」が人々の間に広く受け入れられるスピードは，「イノベーション」ごとで違うと考えられますが，保健スタッフとしては，対象者に勧める考えや行動などができるだけ速く広まることを望むと思います．

　それでは，「イノベーション」の普及の速さは何によって決まるのでしょうか．「イノベーション」の普及の速さを決める条件として，Rogersは以下の5つを挙げています[1]．

① 相対的優位性：イノベーションが，取って代わる考えや行動などよりもよいものだと感じられる度合い．
② 適合性：イノベーションが，対象者の現在の価値観や過去の経験，ニーズなどに合致している度合い．
③ 複雑性：イノベーションを理解して使用するのがどれぐらい難しいと感じられるかの度合い．
④ 試行可能性：イノベーションの全体でなくても，その一部分を試すことができる度合い．
⑤ 観察可能性：イノベーションの採用の結果を他の人が見ることができる度合い．

　以上をまとめると，保健スタッフの皆さんが対象者の間に広めたいと思う考えや行動は，それが対象者にとって現在のものよりもよいものだと感じられ，対象者の価値観やニーズに合致していて，理解と実行がしやすく，部分的にでも簡単に試してみることができ，その考えや行動を採用したことが他の人の目に留まりやすいほど，速く広まると考えられます．

1) Rogers EM：Elements of diffusion. In EM Rogers, Diffusion of innovations. (4th ed), New York, NY：The Free Press, pp.1-37, 1995.

Column　　　　　　　　　4つのP

　保健スタッフの皆さんが勧める考えや行動を対象者に採用してもらうために，ソーシャル・マーケティングでは，マーケティング・ミックスの"4つのP"であるプロダクト，プライス，プレイス，プロモーションをうまく組み合わせる必要があります．

　研究者によっては，ソーシャル・マーケティングを行うにあたって更にいくつかのPを加える必要があると主張していますので，以下にそれらを示したいと思います．

Weinreich[1]
・Publics：プログラムに関わる外的，内的グループのこと．
　外的グループとしてはターゲットとなる対象者や彼らに影響を与える人々，内的グループとしては政策担当者やスタッフが挙げらます．
・Partnership：社会や健康に関する問題はしばしば非常に複雑なため，一つの組織だけでは不十分で，コミュニティーの他のグループや組織とチームを組む必要があるということ．
・Policy：行動変容をサポートする政策のこと．
・Purse strings（財布のひも）：プログラムの計画，実施，評価にあたって，どこから資金を得てくるのかということ．

Kotlerら（サービスの伝達に関して以下のPを加えるべきと主張）[2]
・Personnel（人員）：プロダクトをターゲットとなる対象者に伝達する人材のこと．
・Presentation：ターゲットとなる対象者が，プロダクトを採用したり使用する場面での視覚的，感覚的要素のこと．
・Process：ターゲットとなる対象者がプロダクトを採用するに至るステップのこと．

Fine[3]
・Producer：対象者に採用してもらいたい考えや行動を作り出す人や組織のこと．
・Purchasers：考えや行動を勧められる人々のこと．
・Probing：対象者について調査すること．

1) Weinreich NK：The social marketing mix. In NK Weinreich, Hands-on social marketing：a step-by-step guide. Thousand Oaks, CA：Sage Publications, pp.9-19, 1999.
2) フィリップ・コトラー，エデュアルド・L・ロベルト（著），井関利明（監訳）：第2章　社会変革のためのマーケティング・アプローチ．ソーシャル・マーケティング―行動変革のための戦略―．ダイヤモンド社，pp.27-70, 1995.
3) Fine SH：Introducing to social marketing. In SH Fine (ed), Marketing the public sector：promoting the causes of public and nonprofit agencies. New Brunswick, NJ：Transaction Publishers, pp.1-11, 1992.

Column: Fear appeals（恐れのアピール）

　Fear appeals（恐れのアピール）とは，ある行動を行わないとネガティブな結果が起きるということを述べることで，恐れを生じさせる説得的なメッセージのことをいいます[1]．例えば，禁煙キャンペーンで，"タバコを吸い続けると肺癌になりやすい"というメッセージは，Fear appealsであると言えます．

　Fear appealsは適当に用いられると健康によい行動を行うやる気を起こさせますが[1]，不適当に用いられると，対象者が脅威の否定や防御的回避，反発という形で反応してしまうことも考えられます[2]．

　効果的なFear appealsのメッセージが含む要素として，以下の2つが挙げられます[3]．

① 脅威の要素：このままでは病気や合併症になる可能性が高いということと，そうなったら結果が重大だということ（これは健康信念モデルの「脅威」の2つの条件である「罹患性」と「重大性」に相当します）．
② 行動の要素：勧められている行動を行うと病気や合併症の脅威を減らすことができるということと，その行動を行う能力があるということ（これは健康信念モデルの「有益性」と自己効力理論の「自己効力感」に相当します）．

　つまり，効果的なFear appealsは，「罹患性」，「重大性」，「有益性」，「自己効力感」の4つの要素を含む必要があるということで[3]．例えば，禁煙キャンペーンの効果的なFear appealsとしては，以下のようなものが考えられます．

「罹患性」：タバコを吸い続けると肺癌になる可能性が高いということ
「重大性」：肺癌になった場合の結果の重大性
「有益性」：タバコをやめた場合に肺癌になる可能性が下がるということ
「自己効力感」：タバコをやめることができるという自信を持たせるようなメッセージ

1) Witte K, Meyer G, Martell D：What are health risk messages? In K Witte, G Meyer, D Martell, Effective health risk messages：a step-by-step guide. Thousand Oaks, CA：Sage Publications, pp.1-10, 2001.
2) Witte K, Meyer G, Martell D：History of health risk messages：fear appeal theories from 1953 to 1991. In K Witte, G Meyer, D Martell, Effective health risk messages：a step-by-step guide. Thousand Oaks, CA：Sage Publications, pp.11-21, 2001.
3) Hale JL, Dillard JP：Fear appeals in health promotion campaigns：too much, too little, or just right? In E Maibach, RL Parrott (eds), Designing health messages：approaches from communication theory and public health practice. Thousand Oaks, CA：Sage Publications, pp.65-80, 1995.

付録 1 ソーシャル・マーケティングの応用例

　ここでは，ソーシャル・マーケティングについての理解を深めて頂くために，以下のソーシャル・マーケティングの応用例を示したいと思います．

> **Gries J, Black DR, Coster DC：**
> Recruitment to a university alcohol program：evaluation of social marketing theory and stepped approach model. Preventive Medicine 24：348-356, 1995.

　この論文のタイトルを日本語にすると，「大学のアルコールプログラムへの参加募集：ソーシャル・マーケティング理論と段階的アプローチモデルの評価」となります．
　この研究は，大学生のアルコール乱用に対する教育プログラムへの参加を促す上で，ソーシャル・マーケティングの利用が有効かどうかを調べるために行われました．
　対象者はアメリカ中西部の大きな大学の寮生で，介入を受ける寮（介入群）と介入を受けない寮（コントロール群）がランダムに割り当てられました（対象者数は介入群：727人，コントロール群：706人）．
　また，同じ大学のもう1つの寮がランダムに選ばれて，4回のフォーカス・グループ・インタビューと15人への深い面接が行われました．インタビューの主な目的は，学生の生の声を聞くことで，教育プログラムへの参加を呼びかけるマテリアル（ポスターやチラシなど）の作成に役立てることでした．インタビューの項目は以下のとおりです．

① 15項目のアンケート【主な項目：人口統計学的情報（性別，年齢，学年など），アルコールの消費パターン，プログラムへの参加を呼びかける戦略に関すること】
② プログラムへの参加を促したり妨げたりする事柄について
③ プログラムが含むべき内容について

　インタビューの結果に基づいて，プログラムの参加を呼びかけるマテリアルの試作品が作られました．そしてさらに，ランダムに選ばれた35人の寮生を対象に，マテリアルの試作品を実際に見てもらいながらインタビューが行われ，その結果に基づいてマテリアルに最終的な改良が施されました．
　フォーカス・グループ・インタビューや深い面接の結果，アルコール乱用に対する教育プログラムについての学生の考えや感じ方に関する情報が得られ，それらの結果から教育プログラムに関する"4つのP"が以下のようにまとめられました．

プロダクト（**P**roduct）：教育プログラム

【対策：プラス面を強調し，マイナス面を減らすようにする】

- プログラムへの参加を促すものを提供する（例：食べ物）
- 友人を助けるという博愛的な動機を強調する
- 事実に基づく情報を提供する
- リラックスした社交的な環境を提供する

プライス（**P**rice）：学生がプログラムに参加する上でのコストや障害

【対策：できるだけ減らすようにする】

- 新しい情報を提供する/できるだけ退屈させないものにする
- 講義形式や小言を言うような形は避ける
- 参加者に飲酒の問題があることを暗に認めることにならないような形でプログラムの宣伝をする
- プログラムの日時を学生に最も都合のよいものにする
- プライバシーの侵害への恐れを減らす

プレイス（**P**lace）：プログラムへの参加の呼びかけやプログラムの実施場所

【対策：できるだけ学生の目に触れる場所や参加しやすい場所にする】

- プログラムの宣伝と実施を寮で行う
- プログラムをできるだけ近い場所で行う
- 寮の食事が出ないなら日曜日の夜にプログラムを行う

プロモーション（**P**romotion）：プログラムへの参加を促す工夫

【対策：できるだけ学生が参加したくなるような工夫をする】

- 教育プログラムのよい面を強調し（例：新しい事実や友人を助けるための情報など），インタビューの結果に基づいてデザインされたマテリアルを使用する
- プログラムへの参加を促すインセンティブ（英語で「刺激」の意）を強調する（例：食べ物や賞品）
- リラックスした社交的なもので，講義形式でないことを示す

実際に使用されたマテリアルについては以下のようにまとめられます．

	介入群	コントロール群
マテリアル	インタビューの結果に基づいて作られたものを使用	ヘルスセンターで使われているものをそのまま使用
チラシの色	蛍光色	パステルカラー
使用された言葉やメッセージ	"事実を知ること" "アルコールや薬物の問題を持つ友人を助けることを学ぶ" "お説教はされません"	"面白くてためになる" "アルコールは危険です"
他に記載されたこと	プログラムの参加を促すものとして，地域のレストランの食事券，CD，スポーツイベントのチケット	

　マテリアルについては，介入群とコントロール群の寮の同じ場所に同じ時間，同じ数だけ提示されました．

　研究の結果として，アルコール乱用に対する教育プログラムへの参加者数は，介入を受けた寮では17人，コントロールの寮では0人で，介入を受けた寮の参加者が有意に多かったということです（なお，2つの寮の寮生の性別や学年の違いは，統計的検討を行う際に調整を受けています）．

　以下に著者の解説を加えます．

解　説

　この研究では，大学生のアルコール乱用に対する教育プログラムへの参加を呼びかけるマテリアルの作成に，ソーシャル・マーケティングの考え方や技術が用いられています．
　まず，フォーカス・グループや深い面接により，対象者がプログラムに望む内容，プログラムへの参加を妨げている要因，プログラムの宣伝や実施が行われるべき場所，参加を促進する要因などを明らかにしています．
　そして，それに基づいて作成されたにマテリアルに関して，それらが本当に対象者の参加を促すものになっているかを評価するために再度インタビューが行われ，マテリアルに改良が施されました．ここまでの流れは，ソーシャル・マーケティングの形成的研究と事前テストを示しています．
　しかし，ソーシャル・マーケティングの大きな特徴の1つである対象者の細分化については，この研究では特に考慮されていません．もしも形成的研究の各種インタビューで質問された項目について，対象となった学生の性別，学年などの違いにより明らかに異なった回答が得られたならば，セグメントごとに"4つのP"の組み合わせを変えて働きかけることを検討する必要性も出てくると考えられます．

付録 2 さらに詳しく学びたい方のために

　本書はソーシャル・マーケティングについての入門書ですが，さらにソーシャル・マーケティングや関連分野について詳しく学びたいという方には，以下の書籍やオンライン資料を読まれることをお勧めします．

日本語の書籍

ソーシャル・マーケティング全般

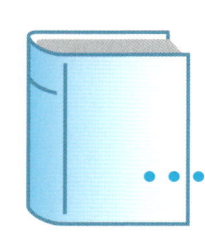

「ソーシャル・マーケティング― 行動変革のための戦略 ―」
フィリップ・コトラー，エデュアルド・L・ロベルト（著），井関利明（監訳），ダイヤモンド社，1995．

・・・・・・　ソーシャル・マーケティングについて，体系的にきっちりと学ぶためのスタンダードな一冊と言えます．

フォーカス・グループ

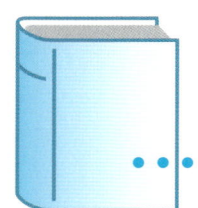

「グループ・インタビューの技法」
S・ヴォーン，J・S・シューム，J・シナグブ（著），井下　理（監訳），田部井　潤，柴原宜幸（訳），慶応義塾大学出版会，1999．

・・・・・・　フォーカス・グループ・インタビューについて，手ごろな分量で分かりやすく書かれています．

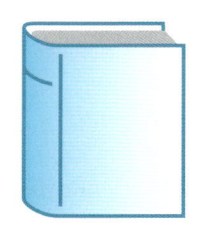

「ヒューマン・サービスにおける　グループインタビュー法　科学的根拠に基づく質的研究法の展開」
安梅勅江，医歯薬出版，2001．

「ヒューマン・サービスにおける　グループインタビュー法Ⅱ／活用事例編　科学的根拠に基づく質的研究法の展開」
安梅勅江（編著），医歯薬出版，2003．

・・・・・・　それぞれ，グループインタビューの「実施と分析の具体的な手順」と「活用事例」について，イラストや図表を用いて読みやすくまとめられています．

プログラム評価

「健康教育・ヘルスプロモーションの評価」
武藤孝司，福渡　靖，篠原出版，1994．

・・・・・ 健康教育とヘルスプロモーションの評価についてきちんと学ぶ上で，日本語で書かれた数少ないテキストの一つです．

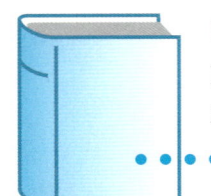

「ヘルスプロモーションの評価―成果につながる5つのステップ」
Hawe P, Degeling D, Hall J（著），鳩野洋子，曽根智史（訳），医学書院，2003．

・・・・・ ヘルスプロモーションの評価の手順について，具体的に分かりやすくコンパクトにまとめられています．

英語の書籍

ソーシャル・マーケティング全般

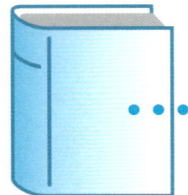

「Hands-on social marketing：a step-by-step guide」
Weinreich NK, Sage Publications, 1999.

・・・・・ ソーシャル・マーケティングに則ってプログラムを計画，実施，評価するための実践的ガイドブックです．

「Social marketing：improving the quality of life」
(2nd ed), Kotler P, Roberto N, Lee N, Sage Publications, 2002.

・・・・・ ソーシャル・マーケティングの豊富な実例と実際に使用されたポスターなども数多く掲載されていて，ソーシャル・マーケティングについて視覚的にも楽しみながら包括的に学べる一冊です．

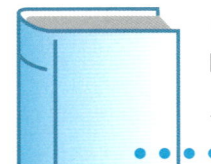

「Marketing social change：changing behavior to promote health, social development, and the environment」
Andreasen AR, Jossey-Bass, 1995.

・・・・・ ソーシャル・マーケティングの基礎から応用まで分かりやすくまとめられています．

「Marketing public health：strategies to promote social change」
Siegel M, Doner L, Aspen Publication, 1998.

・・・・・ 他の書物がソーシャル・マーケティング全般について記してあるのに対し，公衆衛生分野のソーシャル・マーケティングに焦点を絞った本です．

フォーカス・グループ

「Focus groups : a practical guide for applied research」
(3rd ed), Krueger RA, Casey MA, Sage Publications, 2000.
- イラストも多く使用されており，肩が凝らずにフォーカス・グループについて学ぶことができる構成になっています．

ヘルス・メッセージ

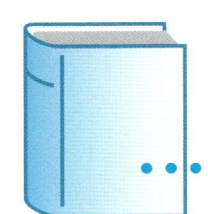

「Designing health messages : approaches from communication theory and public health practice」
Maibach E, Parrott RL (eds), Sage Publications, 1995.
- 公衆衛生分野の対象者に対する健康メッセージに関して，対象者を中心に置いて理論に則ったメッセージの作成についてまとめてあります．

プログラム評価

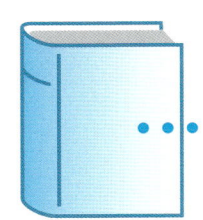

「Evaluating health promotion : practice and methods」
Thorogood M, Coombes Y (eds), Oxford University Press, 2000.
- ヘルスプロモーションの評価の実際と方法についてコンパクトにまとめられています．

「Evaluation : a systematic approach」
(6th ed), Rossi PH, Freeman HE, Lipsey MW, Sage Publications, 1999.
- 分量的にはかなり多いですが，プログラムの評価についてきっちりと学びたい方のためのスタンダードな1冊でしょう．実例も豊富に取り上げられていて，平易な文章で読みやすく書かれています．

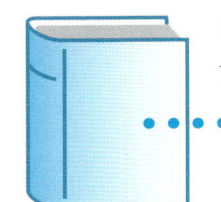

「Handbook of practical program evaluation」
Wholey JS, Hatry HP, Newcomer KE (eds), Jossey-Bass, 1994.
- プログラムの評価の実践面に重点を置いた構成になっています．

オンライン資料（英語）

それぞれのホームページには豊富なリンク先も掲載されていますので，そちらも参考にされるとよいでしょう．

ソーシャル・マーケティング全般

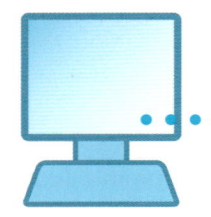

Weinreich Communications：Social-Marketing.com

http://www.social-marketing.com

書籍のところで紹介した「Hands-on social marketing：a step-by-step guide」の著者であるWeinreich NKが経営するソーシャル・マーケティング会社のホームページです．

ソーシャル・マーケティングの考え方や手順，ケーススタディなどについて詳しく掲載されています．

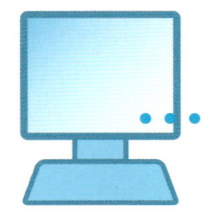

Health Canada：The Social Marketing Network

http://www.hc-sc.gc.ca/english/socialmarketing/

カナダ政府の"Health Canada"のホームページの中のソーシャル・マーケティングについてのページです．ソーシャル・マーケティングの説明やケーススタディが掲載されています．

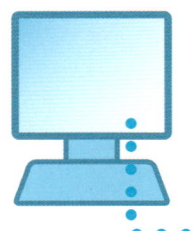

The National Training Collaborative for Social Marketing：Computer-based Social Marketing Training

http://www.hsc.usf.edu/CFH/ntcsm/

→ "On-line SM Lectures" をクリック
→ "Enter Social Marketing Training Sessions" をクリック

アメリカ疾病管理予防センター（CDC）とアメリカ公衆衛生大学院協会の出資により運営されているホームページで，オンライン上で音声とスライドにより，ソーシャル・マーケティングについてのレクチャーを無料で受けることができます（高速インターネットアクセスが必要）．

フォーカス・グループ&評価

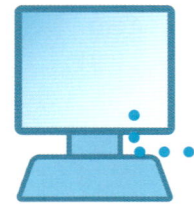

Krueger RA のホームページ

http://www.tc.umn.edu/~rkrueger/

→ "Focus Group Interviewing" または "Evaluation" をクリック

書籍のところで紹介した「Focus groups：a practical guide for applied research」の著者であるKrueger RAのホームページです．

フォーカス・グループ・インタビューとプログラムの評価についての考え方や実際の手順について詳しく説明されています．

付録 3　知識チェック問題

第1章　ソーシャル・マーケティングとは

1. ソーシャル・マーケティングは以下のように定義されます．番号に当てはまる言葉は何でしょうか．

   > ソーシャル・マーケティングとは，ターゲットとなる対象者と社会の（　1　）の向上を目的として，彼らの（　2　）な行動に影響を及ぼすために作られたプログラムの分析，（　3　），（　4　），（　5　）に商業分野の（　6　）技術を応用することである．

2. マーケティングは以下のように定義されます．番号に当てはまる言葉は何でしょうか．

   > マーケティングとは，個人と組織の目標を満足させる（　1　）を創造するために，アイデア，財，サービスの概念形成，（　2　），（　3　），（　4　）を計画・実行する過程である．

3. プロダクト（製品）とは何でしょうか．

4. 以下の文の番号に当てはまる言葉は何でしょうか．

   > マーケティングの本質は（　1　）であり，マーケティングとは「価値ある何かと別の価値ある何かを（　1　）するプロセス」である．

5. 顧客志向とは何でしょうか．

6. フォーカスグループとは何でしょうか．

7. 以下の文の番号に当てはまる言葉は何でしょうか．

   > マーケティングを考える際には，常に（　1　）を意識する必要がある．この（　1　）において優位な立場に立って初めて，製品を購入してもらえることになる．

8. ポジショニングとは何でしょうか.

9. マーケティング・ミックスとは何でしょうか.

10. 市場の細分化とは何でしょうか.

11. 以下の文の番号に当てはまる言葉は何でしょうか.

> 製品購入の結果，期待通りかそれ以上の結果が得られれば購入者は（ 1 ）し，その製品を使い続けたいとか，今度もその製品を買いたいと思う可能性が高くなる．

第2章　ソーシャル・マーケティングの特徴と手順

1. 以下はAndreasenが挙げているソーシャル・マーケティングの重要な7つの特徴です．番号に当てはまる言葉は何でしょうか.

> ① 対象者の（ 1 ）が重要である
> ② プログラムは（ 2 ）でなくてはいけない
> ③ すべての戦略は（ 3 ）からはじまる
> ④ 介入は"4つの（ 4 ）"を含む
> ⑤ 介入プログラムのデザイン，事前テスト，評価には対象者に対する（ 5 ）が必要不可欠である
> ⑥ マーケットは注意深く（ 6 ）られる
> ⑦ 常に（ 7 ）が認識されている

第3章　健康教育プログラムの計画

1. 形成的研究（フォーマティブ・リサーチ）で対象者について調べる4つの事柄にはどのようなものがあるでしょうか.

2. 量的研究と質的研究とは何でしょうか.

3. プログラムの目的と目標とは何でしょうか.

4. 商業分野のマーケティングにおいて，市場を細分化する場合に一般的に用いられている4つの項目とは何でしょうか.

5. 資源の配分とセグメントごとの戦略の分化についての判断基準として，Andreasenが挙げている9つの項目とは何でしょうか．

6. プロダクトの3つのレベルとは何でしょうか．

7. 健康教育プログラムで対象者が払うプライス（代償，コスト）にはどんなものがあるでしょうか．

8. 健康教育プログラムのプレイスとはどんなものでしょうか．

9. 健康教育プログラムのプロモーションとはどんなものでしょうか．

10. プロモーション分野のAIDAモデルとは何でしょうか．

（なお，健康行動理論に関する知識チェック問題については，拙著「医療・保健スタッフのための 健康行動理論の基礎」の付録をご参照ください．）

第4章　健康教育プログラムの実施と評価

1. プロセス評価とは何でしょうか．

2. TypeⅢエラーとは何でしょうか．

3. 影響評価（インパクト評価）と結果評価（アウトカム評価）とは何でしょうか．

4. 費用効果分析（cost-effectiveness analysis）と費用便益分析（cost-benefit analysis）とは何でしょうか．

【解　答】

第1章　ソーシャル・マーケティングとは

問題1
　1．福祉　2．自発的　3．計画　4．実施　5．評価　6．マーケティング

問題2
　1．交換　2．価格　3．プロモーション　4．流通

問題3
　ニーズや欲求を満足させるすべてのもの

問題4
　　1．交換
問題5
　　企業が，消費者のニーズを的確に把握してそれを満たすことができる製品を提供できるように，常に消費者の視点に立って考える姿勢のことをいいます．
問題6
　　ターゲットとなる対象者のニーズや欲求の把握，行動パターンや製品に対するフィードバックなどを得るために行われるグループインタビューのことをいいます．
問題7
　　1．競争
問題8
　　消費者の心の中で，自社製品が望むポジションを得られるように計画をして働きかけることや，自社製品が競争する他社製品と比べて，消費者に対してより訴えるものになるように自社製品の利点を示すことをいいます．
問題9
　　企業がマーケティングの目的を達成するために使うマーケティングの道具（ツール）の組み合わせのことで，マーケティングの"4つのP"とも言われています．"4つのP"は以下のものを指します．
　　プロダクト（Product）：製品
　　プライス（Price）：価格，代償，コスト
　　プレイス（Place）：場所，流通
　　プロモーション（Promotion）：宣伝，販売促進
問題10
　　消費者をそのニーズや特性，行動などによってグループ分けするプロセスのことをいいます．分けられたそれぞれのグループをセグメント（英語で「部分」の意）といいます．
　　なぜこのような細分化を行うのかというと，企業にとって製品を購入してもらうために，ターゲットとなる消費者を似た者同士でグループ分けし，そのグループに合った製品，価格，流通，プロモーションを考えた方が売れ行きがよいと考えられるからです．
問題11
　　1．満足

第2章　ソーシャル・マーケティングの特徴と手順

問題1
　　1．行動　2．コスト-エフェクティブ　3．対象者　4．P　5．調査　6．分け
　　7．競争

第3章　健康教育プログラムの計画

問題1
① 対象者のニーズや欲求
② 保健スタッフが勧める行動に対する対象者の態度，信念，価値観
③ その行動を行う上での対象者の利益，障害，準備状態
④ その行動に関する対象者にとっての"4つのP"

問題2
　　量的研究：ある事柄や考え方が"どれぐらい広まっているのか"という質問に答えようとする研究方法をいい，例として，勧める行動に対する知識，態度，行動の有無などに関するサーベイランス調査や疫学的研究が挙げられます．
　　質的研究："なぜ"という質問に答えようとする研究方法をいい，対象者の視点から問題を理解するのを助け，なぜ彼らがそのように考え，そのような行動を行うかの理由を見つけることを可能にします．質的研究にはフォーカス・グループ，深い面接，症例研究，観察研究などが含まれます．

問題3
　　目的：プログラムが目指す長期的な結果を，広い意味で時間的な制約のない形で表したもの
　　目標：プログラムが目指す結果を，目的よりもより短期的で具体的な形で表したもの．目標については，"誰が，いつまでに，どのような変化を，どれぐらい経験するのか"ということを明らかにする必要があります．

問題4
① 地理的要素：地域，市町村など
② 人口統計学的要素：性別，年齢，所得，教育など
③ 心理的要素：社会的地位，生活様式など
④ 行動的要素：製品の購入理由，使用目的，使用頻度など

問題5
①セグメントのサイズ，②問題の広がり，③問題の重大性，④無防備（状態）（defenselessness），⑤到達可能性，⑥一般的な反応性，⑦コストの増大，⑧マーケティング・ミックスへの反応性，⑨組織の能力

問題6
　核となるプロダクト：行動の採用によって得られる対象者が追い求めている利益のこと
　実際のプロダクト：対象者に勧める行動そのもの
　付随するプロダクト：行動変容をサポートする，形のあるものやサービスのこと

問題7
　　お金よりも時間，努力，今までのライフスタイルや心理的なものなどの方が多いと思われます．

問題8
　　保健スタッフが勧める行動を対象者がいつどこで行うのか，それに関連する物やサービスをいつどこで受けるのかということです．

問題9
　　保健スタッフが勧める行動が対象者に採用されるのを促進する手段や工夫のことを指します．それには，広告や特別なイベント，エンターテインメントやコンテストの利用，望ましい行動をとった対象者への褒美などの戦略が含まれます．

問題10
　　AIDAというのはAttention（注意），Interest（興味），Desire（欲求），Action（行動）のそれぞれの頭文字を合わせたものです．これは，プロモーションのためのポスターやチラシなどのメッセージは，注意を引きつけ（Attention），興味を抱かせ（Interest），欲求を喚起し（Desire），そして行動を起こさせる（Action）ものでなくてはいけないことを示しています．

第4章　健康教育プログラムの実施と評価

問題1
　　計画通りにプログラムが実行されたかどうかを評価することをいいます．

問題2
　　プログラムが計画通りに実施されなかったのに，プログラムの効果がないと決定してしまうことをいいます．

問題3
　　影響評価（インパクト評価）：プログラムが対象者の信念，態度，実際の行動や行動に影響する周りの環境に対して，どのような直接の効果を与えたかをアセスメントすることをいいます．
　　結果評価（アウトカム評価）：プログラムが対象者の健康状態（例えば，死亡率や有病率など）や生活の質に対してどのような効果を与えたかをアセスメントすることをいいます．

問題4
　　費用効果分析（cost-effectiveness analysis）：ある1単位の効果を得るのにそのプログラムでどれぐらいの費用がかかったのか，あるいは費用1単位あたりでどれぐらいの効果があったのかを調べることをいいます．
　　費用便益分析（cost-benefit analysis）：プログラムの効果とプログラムでかかった費用を両方とも金額で評価して分析する方法をいいます．

索　引

ア
アウトカム評価　52
アドヒアランス　36

イ
イノベーション　55
インパクト評価　52
意識の高揚　33
維持期　33

エ
影響評価　52
援助関係の利用　33

オ
恐れのアピール　57

カ
価格　8, 22, 41, 44
科学的基準　37
外的コントロール所在　36
核となるプロダクト　42
感情的経験　33
関心期　33
環境の再評価　33
考えへの働きかけ　33

キ
規範的基準　37
脅威　32
強化マネジメント　33
競争　7, 23

ク
グループ・インタビュー　29

ケ
形成的研究　27
計画的行動理論　34
結果期待　32
結果評価　52
健康行動理論　30
健康信念モデル　31

言語的説得　32

コ
コスト　8, 22, 41, 44
コーピング　35
コミットメント　33
コントロール所在　36
顧客志向　6
交換　5
交換理論　23
行動意思　35
行動期　33
行動コントロール感　35
行動置換　33
行動的要素　39
行動への態度　35
行動への働きかけ　33

サ
財　3

シ
市場の細分化　10, 22
刺激の統制　33
資源の配分　40
自己効力感　32
自己の再評価　33
自己の成功経験　32
事前テスト　51
質的研究　28
実際のプロダクト　42
社会的解放　33
社会的支援　36
手段的サポート　36
主観的規範　35
需要がない　42
重大性　32
準備期　33
障害　32
情緒的サポート　36
情動焦点コーピング　36
心理的要素　39
人口統計学的要素　39

ス
ストレスとコーピング　35
ストレッサー　35

セ
セグメント　10
セルフ・エフィカシー　32
生理的・情動的状態　32
製品　5, 8, 21, 41, 42
折衷的基準　37
宣伝　8, 22, 41, 45
戦略の分化　40

ソ
ソーシャルサポート　36
ソーシャル・マーケティング　1

タ
対象者の細分化　22, 38
代償　8, 22, 41, 44
代理的経験　32

チ
チャンネル　24
地理的要素　39

ナ
内的コントロール所在　36

ニ
任意的基準　37

ネ
ネガティブな需要　42

ハ
場所　8, 22, 41, 45
販売促進　22, 45

ヒ
費用効果分析　53
費用便益分析　53

フ

フォーカス・グループ　6, 29
フォーカス・グループ・インタビュー　29
フォーカス・グループ・ディスカッション　29
フォーマティブ・リサーチ　27
プライス　8, 22, 41, 44
プレイス　8, 22, 41, 45
プロセス評価　52
プロダクト　5, 8, 21, 41, 42
プロモーション　8, 22, 41, 45
不健康な需要　42
付随するプロダクト　42
深い面接　28

ヘ

ヘルス・ビリーフ・モデル　31
変化のステージモデル　33

ホ

ポジショニング　8, 23
保健分野でのソーシャル・マーケティング　2

マ

マーケティング　3, 41
マーケティング・ミックス　8
マテリアル　24
満足　10

ム

無関心期　33

モ

モニタリング　51
目的　37
目標　37
問題焦点コーピング　35

ユ

有益性　32

ヨ

4つのP　8, 21, 41, 56

リ

罹患性　32
流通　8, 22, 41, 45

量的研究　28

レ

歴史的基準　37

A〜Z

AIDAモデル　46
arbitrary standards　37
compromise standards　37
cost-benefit analysis　53
cost-effectiveness analysis　53
Fear appeals　57
formative research　27
historical standards　37
normative standards　37
Place　8, 22, 41, 45
Price　8, 22, 41, 44
Product　8, 21, 41, 42
Promotion　8, 22, 41, 45
scientific standards　37
Type Ⅲエラー　52

【著者略歴】

松　本　千　明
まつ　もと　ち　あき

（北海道立旭川高等看護学院非常勤講師／医学博士・公衆衛生学修士）
1989 年　札幌医科大学医学部卒業
1989～1991 年　札幌徳洲会病院勤務
1991～1996 年　自治医科大学内分泌代謝科勤務
1996～1999 年　徳田病院内科外来非常勤勤務
1999 年　大阪府立看護大学医療技術短期大学部臨床栄養学科卒業
2001 年　ミシガン大学公衆衛生大学院健康行動健康教育学科修士課程修了
現在は，医療・保健スタッフを対象に，健康行動理論とソーシャル・マーケティングに関する講演と執筆を中心に活動中
ホームページ　http://cmkenkou.life.coocan.jp/

＜主な著書＞
「医療・保健スタッフのための　健康行動理論の基礎　生活習慣病を中心に」（医歯薬出版）
「医療・保健スタッフのための　健康行動理論　実践編　生活習慣病の予防と治療のために」（医歯薬出版）
「やる気を引き出す8つのポイント　行動変容をうながす保健指導・患者指導」（医歯薬出版）
「保健指導・患者指導のための　行動変容　実践アドバイス50」（医歯薬出版）
「行動変容のための　健康教育パワーアップガイド　効果を高める32のヒント」（医歯薬出版）
「保健スタッフのための　ソーシャル・マーケティング　実践編　行動変容をうながす健康教育・保健指導のために」（医歯薬出版）

保健スタッフのための
ソーシャル・マーケティングの基礎　　ISBN978-4-263-23447-1

2004 年 3 月 20 日　第1版第1刷発行
2021 年 1 月 10 日　第1版第7刷発行

著　者　松　本　千　明
発行者　白　石　泰　夫
発行所　医歯薬出版株式会社

〒113-8612　東京都文京区本駒込1-7-10
TEL.（03）5395-7618（編集）・7616（販売）
FAX.（03）5395-7609（編集）・8563（販売）
https://www.ishiyaku.co.jp/
郵便振替番号　00190-5-13816

乱丁，落丁の際はお取り替えいたします　　印刷・三報社印刷／製本・愛千製本所
Ⓒ Ishiyaku Publishers, Inc., 2004. Printed in Japan

本書の複製権・翻訳権・翻案権・上映権・譲渡権・貸与権・公衆送信権（送信可能化権を含む）・口述権は，医歯薬出版（株）が保有します．
本書を無断で複製する行為（コピー，スキャン，デジタルデータ化など）は，「私的使用のための複製」などの著作権法上の限られた例外を除き禁じられています．また私的使用に該当する場合であっても，請負業者等の第三者に依頼し上記の行為を行うことは違法となります．

JCOPY ＜出版者著作権管理機構　委託出版物＞
本書をコピーやスキャン等により複製される場合は，そのつど事前に出版者著作権管理機構（電話03-5244-5088，FAX 03-5244-5089，e-mail:info@jcopy.or.jp）の許諾を得てください．

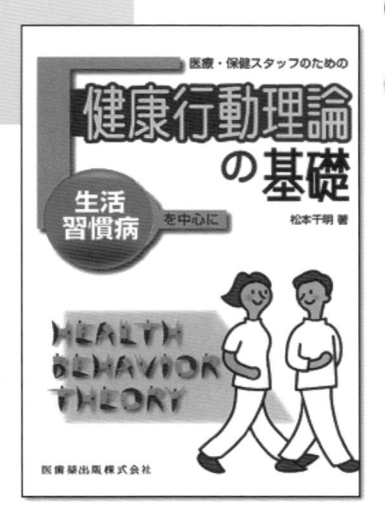

医療・保健スタッフのための
健康行動理論の基礎
生活習慣病を中心に

松本千明 著
B5判 108頁 定価(本体1,800円+税) ISBN978-4-263-23337-5

医療と保健の現場で働くスタッフが，生活習慣病の予防・治療にとって欠かせない行動の変容と維持に関する理論を理解し，現場に応用できるようわかりやすく解説．症例をあげ具体的に理解でき，実践計画の立案とその実行・評価が可能になる．他の疾患の予防と治療に関しても応用が可能である．

【目次】
- 第1章 健康信念モデル（ヘルス・ビリーフ・モデル）
- 第2章 自己効力感（セルフ・エフィカシー）
- 第3章 変化のステージモデル
- 第4章 計画的行動理論
- 第5章 ストレスとコーピング
- 第6章 ソーシャルサポート（社会的支援）
- 第7章 コントロール所在

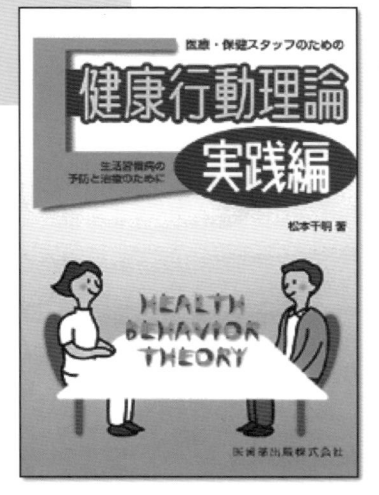

医療・保健スタッフのための
健康行動理論 実践編
生活習慣病の予防と治療のために

松本千明 著
B5判 92頁 定価(本体1,800円+税) ISBN978-4-263-23393-1

医療・保健スタッフが健康行動理論をいかに応用したらよいかに焦点を絞り，理論の関連づけや具体的な方法を症例を提示しながら解説．食事療法，運動療法，薬物療法，手技，健康プログラムへの参加といった行動変容への応用を具体的に記述．「健康行動理論の基礎」の姉妹編．

【目次】
- 第1章 健康行動理論の現場への応用
- 第2章 食事療法へのやる気とアドヒアランスを高める
- 第3章 運動療法へのやる気とアドヒアランスを高める
- 第4章 薬物療法へのやる気とアドヒアランスを高める
- 第5章 手技へのやる気とアドヒアランスを高める
- 第6章 健康増進プログラムへの参加のやる気とアドヒアランスを高める
- まとめ

医歯薬出版株式会社　〒113-8612 東京都文京区本駒込1-7-10　TEL03-5395-7610　FAX03-5395-7611　https://www.ishiyaku.co.jp/